La Transition Épidemiologique au Congo : Tendances et Perspectives

Jovial KOUA-OBA

La Transition Épidemiologique au Congo : Tendances et Perspectives

ELIVA PRESS

ISBN: 978-99993-3-801-1

Cover Design: Eliva Press
Cover Image: www.ingimage.com
Email: info@elivapress.com
Website: www.elivapress.com

This Eliva Press imprint is published by the registered company Eliva Press Global Ltd. part of Eliva Press S.R.L. Publishing Group

The registered company address is: Pope Hennessy Street Level 2, Hennessy Tower Port Louis, Mauritius
Eliva Press S.R.L. Publishing Group legal address is: Bd. Cuza-Voda 1/4 of. 21, Chisinau, Moldova, Europe

Jovial KOUA-OBA

LA TRANSITION EPIDEMIOLOGIQUE AU CONGO : TENDANCES ET PERSPECTIVES

Préface de Monsieur OSSINA NGOI Chaberth

PREFACE

Cet ouvrage, intitulé « La transition épidémiologique au Congo : tendance et perspectives » et réalisé par Docteur Jovial KOUA-OBA, propose une analyse pionnière de la transition épidémiologique en République du Congo. Il met en lumière le passage progressif d'un profil de mortalité dominé par les maladies infectieuses vers une prédominance de maladies chroniques et dégénératives (cancers, diabète, maladies cardiovasculaires) liées aux changements de modes de vie et à l'urbanisation. L'auteur souligne que le pays traverse une phase complexe de « transition retardée et polarisée », où les anciens défis sanitaires (paludisme, VIH, mortalité maternelle et infantile élevée) coexistent avec l'émergence rapide de pathologies non transmissibles. S'appuyant sur des données issues des recensements nationaux et des enquêtes de terrain, l'ouvrage examine les tendances de la morbidité et les limites du système de santé actuel. Il identifie des disparités majeures entre zones urbaines et rurales, ainsi qu'une stagnation de l'espérance de vie, estimée à 63 ans en 2023.L'objectif est de fournir aux décideurs un outil d'aide à la décision pour élaborer des politiques de santé publique basé sur des preuves. Enfin, l'auteur plaide pour une intégration des variables démographiques dans le Plan National de Développement afin de construire un système de santé plus résilient et inclusif. Pour ma part, je conseille vivement aux lecteurs de scruter cet ouvrage afin d'en tirer le maximum d'information possible.

OSSINA NGOI Chaberth

REMERCIEMENTS

La réalisation du présent ouvrage a été possible grâce au concours, combien précieux, de nombreuses personnes qui nous ont consacré leur temps et nous ont fait profiter de leur riche expérience dans le domaine de la recherche.

Nous exprimons tout particulièrement notre profonde gratitude au Dr **Jean NKOUNKOU**, pour sa constante disponibilité et son dévouement à l'élaboration de cette œuvre, nous lui disons merci. Ses conseils, suggestions et encouragements nous ont permis de mener à bonne fin ce travail.

Nous remercions vivement le professeur **Gilbert NDZIESSI** qui a permis à ce que les travaux préliminaires de cet ouvrage soient présenté lors du 1er congrès international d'Épidémiologie et de Santé Publique de Brazzaville, qui s'est tenu du 27 février au 01 Mars 2025 au Centre International de Conférence de Kintélé.

Nos remerciements vont également à l'endroit **Alexandra MOROZAN** qui a tout mis en œuvre pour que ce livre soit publié

Notre reconnaissance s'adresse aux lecteurs qui nous ont aidé à la réalisation de cette œuvre.

Merci enfin à la communauté des Démographes, des Géographes et des experts en santé publique qui, de près ou de loin, ont contribué à la réalisation de cet ouvrage.

SIGLES ET ABREVIATIONS

BCG	Bacille Calmette et Guérin
BM	Banque Mondiale
CHU	Centre Hospitalier et Universitaire
CRESD-SP	Centre de Recherche, des Etudes Socio-Démographique et de Santé Publique
EDS	Enquête Démographique et de Santé
FNUAP	Fonds des Nations Unies pour la Population
INED	Institut National des Etudes Démographiques
INS	Institut National de la Statistique
MICS	Multiple Indicator Cluster Surveys
OMS	Organisation Mondiale de la Santé
PNLC	le programme national de lutte contre le cancer
PNLHV	Programme National de Lutte contre les Hépatites Virales
PNLT	Programme National de Lutte contre la Tuberculose
PNLSCh	Programme National de Lutte contre la Schistosomiase
PNSM	Programme National de Santé Mentale
PNLO	Programme National de Lutte contre l'Onchocercose
PEV	Programme Elargi de Vaccination
PNLLPUB	Programme National de Lutte contre la Lèpre, le Pian et l'Ulcère de Buruli
PNLIR	Programme National de Lutte contre l'Insuffisance Rénale
PNLP	Programme National de Lutte contre le Paludisme
PNLS	Programme National de Lutte contre le VIH/SIDA
PNLINO	Programme National de Lutte contre les Infections Nosocomiales
PNPCC	Programme National de Prise en Charge de la Césarienne, de la grossesse extra utérine, des soins d'urgence du nouveau-né issu d'une césarienne et des autres interventions obstétricales majeures
MTN	Programme National de Lutte contre les Maladies Tropicales Négligées

SOMMAIRE

RÉSUME

Le présent ouvrage analyse la question de la transition épidémiologique. Il constitue une analyse pionnière des dynamiques sanitaires en République du Congo. Il met en lumière le passage progressif d'un profil de mortalité historiquement dominé par les maladies infectieuses et la malnutrition vers une prédominance croissante de maladies chroniques et dégénératives, telles que les cancers, le diabète et les pathologies cardiovasculaires. S'appuyant sur une exploitation rigoureuse des statistiques officielles et des enquêtes de terrain (RGPH, EDS, MICS), l'étude révèle que la transition épidémiologique au Congo se caractérise par un modèle « retardé » et « polarisé », où la lutte contre les maladies infectieuses n'est pas achevée alors que les maladies chroniques explosent déjà. Si, la mortalité générale et infantile montre une tendance à la baisse depuis 1974, ce rythme demeure trop lent pour répondre efficacement aux défis de développement. Les disparités entre les zones urbaines et rurales, ainsi que les lacunes persistantes dans l'enregistrement de la mortalité des adultes et de la mortalité maternelle, soulignent l'urgence d'adapter les politiques de santé publique. La réussite de cette transition repose désormais sur la capacité de l'Etat à intégrer pleinement les variables démographiques dans ses stratégies de développement national. Un accent particulier doit être mit sur la production des statistiques des maladies sous surveillance épidémiologique. Véritable boussole pour les politiques publiques, cet ouvrage propose des pistes concrètes pour adapter le système de soins aux nouveaux besoins de la population et assurer une transition épidémiologique réussie au Congo.

Mots-clés : Transition, Épidémiologie, Congo, tendances, perspectives

SUMMARY

This book analyzes the issue of epidemiological transition. It constitutes a pioneering analysis of health dynamics in the Republic of Congo. It highlights the gradual shift from a mortality profile historically dominated by infectious diseases and malnutrition to a growing predominance of chronic and degenerative diseases, such as cancers, diabetes, and cardiovascular diseases. Based on a rigorous analysis of official statistics and field surveys (RGPH, DHS, MICS), the study reveals that the epidemiological transition in Congo is characterized by a "delayed" and "polarized" model, where the fight against infectious diseases is not yet complete while chronic diseases are already exploding. While general and infant mortality have shown a downward trend since 1974, this pace remains too slow to effectively meet development challenges. Disparities between urban and rural areas, along with persistent gaps in adult and maternal mortality data, underscore the urgent need to adapt public health policies. The success of this transition now hinges on the State's ability to fully integrate demographic variables into its national development strategies. Particular emphasis must be placed on the production of statistics for diseases under epidemiological surveillance. A true compass for public policy, this book offers concrete suggestions for adapting the healthcare system to the population's evolving needs and ensuring a successful epidemiological transition in the Congo.

Keywords: Transition, Epidemiology, Congo, trends, perspectives

INTRODUCTION GÉNÉRALE

La transition épidémiologique définit le passage d'un profil de mortalité dominé par les maladies infectieuses, la malnutrition et la forte mortalité infantile, à un profil prédominant de maladies chroniques, dégénératives (cancers, maladies cardiovasculaires) et liées au mode de vie. Ce processus, lié au développement et à l'augmentation de l'espérance de vie, s'accompagne souvent d'un double fardeau sanitaire (INED, 2025).

Dans le domaine de la santé, l'histoire de l'humanité est jalonnée par des épidémies particulièrement meurtrières ayant chacune des origines et des déterminants différents. Après les périodes sombres des pandémies de peste et de typhus entraînant une forte mortalité, d'autres maladies transmissibles, certes moins ravageuses que les premières mais suffisamment graves notamment chez les enfants, ont continué à alourdir la mortalité. Cette forte mortalité était compensée par une fécondité élevée (Ben Romdhane H, 2002, p.7). Cet argumentaire à bien son sens quand on exploite le proverbe arabe qui stipule que : « ne comptez vos enfants qu'après le passage de l'innommable », ce qui revient à dire que, la rougeole qualifiée de la dévoreuse d'enfants à occasionnée des ravages et a poussé les nations à une stratégie humaine pour y faire face.

La révolution industrielle qui une période charnière de notre histoire a marqué un tournant décisif dans le cadre de l'amélioration des conditions socioéconomiques et du développement de la médecine. Toutes ces actions combinées, ont eu pour conséquence la maîtrise des maladies infectieuses voire l'éradication de certaines d'entre-elles.

La réduction du taux de mortalité a entraîné une diminution spectaculaire du taux de fécondité engendrant ainsi le vieillissement de la population dans la plupart des pays développés.

Les efforts des découvertes dans la médecin ont permis de maîtriser les maladies transmissibles, l'humanité doit faire face désormais à d'autres types de pathologies prenant leurs origines dans les modifications des modèles de consommation, l'urbanisation, la pollution de l'environnement et bien d'autres facteurs dont le premier responsable est le comportement humain. La transition démographique qui est le passage d'une situation marquée par une forte mortalité et une natalité élevée vers une situation de faible mortalité et de faible natalité ne s'est pas opéré ni au même moment ni avec la même intensité selon que l'on soit dans un pays développé, émergent ou en développement. La transition épidémiologique qui suit la transition démographique est en fait multifactorielle : sanitaire certes, mais aussi économique, sociale et culturelle. Le concept de transition épidémiologique a été abondamment développé par Abdel Omran (1983) reprenant une théorie développée par les démographes selon laquelle le développement socioéconomique entraîne une transition démographique doublée d'une transition épidémiologique. Dans un premier temps, les progrès sanitaires engendrent une baisse de la mortalité sans pour autant influer sur la fécondité. La baisse de la mortalité et le maintien d'une fécondité élevée ont pour conséquence l'accroissement de la population. C'est plus tard, avec la confirmation de la chute de la mortalité, notamment de la mortalité infantile, et avec l'alphabétisation des femmes que le comportement procréateur évolue vers une baisse de la fécondité. Selon les tendances de la mortalité et de la fécondité et selon leurs déterminants, Abdel Omran (1983) définit trois modèles dont deux nous intéresse dans cette étude :

Le modèle classique des pays occidentaux : dans ces pays, la mortalité a commencé à baisser depuis le début du 19ème siècle, d'abord sous l'effet du développement socioéconomique et bien plus tard grâce aux progrès de la technologie médicale.

Le modèle tardif des pays en développement : dans ces pays dont le Congo figure, la mortalité et la fécondité sont demeurées à des niveaux très élevés jusqu'à la fin de la 2ème guerre mondiale. C'est vers les années 1950 que la mortalité a commencé à baisser de manière spectaculaire alors que la fécondité est demeurée assez élevée. Deux variantes sont à relever dans la théorie d'Abdel. La première variante indique que, c'est surtout le progrès médical, notamment l'accès aux antibiotiques, qui a été à l'origine de la baisse de la mortalité. Cette dernière a commencé à baisser tardivement et la transition s'est effectuée sur une période relativement courte. C'est le développement médical qui a joué un rôle important tandis que la fécondité a chuté en raison de l'introduction de l'avortement. Les pays de l'Europe de l'Est et le Japon sont classés dans ce groupe. La deuxième variante indique que, la baisse de la mortalité a commencé tardivement, après les années 1940, mais la fécondité a commencé à s'infléchir plus rapidement que dans les pays en développement ayant un modèle de transition tardif. C'est la baisse rapide de la mortalité infantile et la mise en place d'une politique de planification familiale qui caractérisent cette variante. La Corée, le Sri Lanka, la Chine et l'île Maurice en sont des exemples. Le Congo est-il en pleine transition épidémiologique ? Au regard des progrès en matière sanitaire du pays, peut-on parler d'une modification profondément du profil épidémiologique de la population ? La charge globale de morbidité et de mortalité due aux maladies infectieuses a t'-elle changée au profit des maladies non transmissibles et les traumatismes ? quels sont les tendances et les perspectives ? C'est ce que nous essaierons de développer dans cet ouvrage.

1 .Contexte de l'étude

La République du Congo, depuis son accession à l'indépendance le 15 aout 1960 a toujours inscrits les questions de santé en première ligne de ses objectifs de développement. Le pays est membre de l'Organisation mondiale de la Santé (OMS). Le pays a signé l'accord de siège avec l'OMS pour l'implantation du bureau régional de l'Afrique (AFRO) à Brazzaville en 1952. Après des délocalisations temporaires dues à l'instabilité politique des années 1997, l'organisation s'est réinstallée durablement à Brazzaville depuis 2001 jusqu'à nos jours. L'organisation apporte un appui technique pour le renforcement des services de santé et la gestion des crises sanitaires. En matière de réduction de la mortalité, le pays n'a cessé d'élaborer les documents normatifs avec des indicateurs mesurables dont les différents plans de développements sanitaires (PNDS) cycliques, renouvelables chaque cinq (5) et des documents de politique nationale de Santé (PNS de 10 ans). L'état de santé de la population demeure encore précaire. De même, les performances du système de santé ne sont pas encore à la hauteur de la volonté politique en dépit des efforts accomplis. Les assises nationales de la santé d'EWO de décembre 2016 ont été une opportunité qui a permis de revisiter le système de santé du Congo, qui a besoin d'un grand coup de fouet. De ce fait, les indicateurs de mortalité de la mère et de l'enfant en sont l'une des traductions. En effet, sur 1000 enfants qui naissent vivants, 4 mères meurent, 21 enfants meurent au premier mois de la vie, 35 meurent avant un an et 52 meurent avant d'avoir atteint l'âge de 5 ans (MICS-2015). Ces décès nous interpellent, d'autant plus que les principales causes de cette importante mortalité sont connues et presque toujours évitables. Il s'agit notamment, pour la mère, de l'hémorragie de la délivrance, de l'hypertension gravidique, pour le nouveau-né, de la souffrance fœtale, des infections néonatales et pour l'enfant, des maladies transmissibles telles que le paludisme, le VIH/SIDA, la tuberculose, les maladies diarrhéiques et diverses autres maladies évitables par la vaccination. Les adultes et les personnes âgées, quant à eux, portent le lourd fardeau des maladies non transmissibles telles que les maladies cardiovasculaires, le diabète et les cancers pour lesquels, les prévalences deviennent de plus en plus importantes. Cette précarité de l'état de santé de la population est aussi le fait de multiples faiblesses et dysfonctionnements qui limitent considérablement les performances du système national de santé. Les effets de ces insuffisances sont particulièrement observés auprès des structures opérationnelles d'offre des soins que sont les hôpitaux généraux, les hôpitaux de district, les cliniques, les centres de santé intégrés, les centres médicosociaux et les cabinets médicaux ou de soins. Les analyses faites sur les maux qui minent le système de santé du Congo, soutenues par les analyses très fructueuses entre les acteurs clefs impliqués dans le secteur ont permis d'obtenir un large consensus sur huit réformes à mettre en œuvre afin d'améliorer l'état de santé de la population à EWO. Les assises nationales de la santé d'Ewo 2016 ont abouti entre autres à la définition de huit réformes afin de répondre aux principaux défis auxquels le pays fait face en matière de santé. L'un des engagements phares des assises était celui de la mise en place des programmes de lutte contre les maladies. Les programmes de lutte contre les maladies, portés par le ministère de la santé et de la population avec l'appui et l'OMS AFRO, jouent un rôle crucial dans la détection, la prévention et la riposte aux épidémies. Ils renforcent les systèmes de santé, gèrent les maladies infectieuses (VIH, paludisme) et les maladies tropicales négligées (MTN), tout en s'attaquant de plus en plus aux maladies non transmissibles. En dehors des directions générales et des directions centrales, le ministère de la santé dispose des programmes spécifiques concernent divers domaines de santé prioritaires. A ce jour, on dénombre 14 programmes rattachés à l'Unité de Coordination des Programmes et Projets (UCPP) qui dépendent directement du cabinet, ce sont : le programme national de lutte contre le cancer (PNLC), Programme National de Lutte contre les Hépatites Virales (PNLHV) : Programme National de Lutte contre la Tuberculose (PNLT) : Programme National de Lutte contre la Schistosomiase (PNLSCh) : Programme National de Lutte contre le Paludisme (PNLP): Programme National de Santé Mentale (PNSM) : Programme National de Lutte contre l'Onchocercose (PNLO) : Programme Elargi de Vaccination (PEV) : Programme National de Lutte contre la Lèpre, le Pian et l'Ulcère de Buruli (PNLLPUB) : Programme National de Lutte contre l'Insuffisance Rénale (PNLIR) : Programme National de Lutte contre le VIH/SIDA (PNLS) : Programme National de Lutte contre le Cancer (PNLC): Programme National de Lutte contre les Infections Nosocomiales (PNLINO) : Programme National de Prise en Charge de la Césarienne, de la grossesse extra utérine, des soins d'urgence du nouveau-né issu d'une césarienne et des autres interventions obstétricales majeures (PNPCC) , le Programme National de Lutte contre les Maladies Tropicales Négligées (MTN) tous endossés sur le décret n°2018-286 du 2 juillet 2018, qui organise le ministère de la Santé et de la population. Avec cet arsenal de programmes, le Congo se focalise désormais dans une vision de changer son profil épidémiologique. C'est ce qui nous a motivé à faire un état des lieux par la mesure des tendances et évidements voire les perspectives d'avenir pour une transition épidémiologie réussie.

Ces 14 programmes nationaux de création nouvelle n'ont pas encore d'impact certain sur la mortalité et la morbidité. Même si, le taux de couverture vaccinale par la troisième dose de vaccin DTC Polio chez les enfants âgés de 12-23 mois est actuellement estimé à 83 %, la consultation prénatale est suivie par 94 % des femmes et l'accouchement se fait à 89 % en milieu assisté. Dans ce domaine, les disparités interdépartementales ont tendance à se réduire. Ainsi, les taux les plus faibles observés dans les départements de la Likouala respectivement 61 % et 58 % pour la consultation prénatale et l'accouchement en milieu médicalement assisté.

2 . Justification de l'ouvrage

Pourquoi écrire ce livre aujourd'hui ?

La réponse à cette question est simple. Cette étude se justifie par le fait qu'il s'agit d'une première analyse sur la transition épidémiologique au Congo. Ce document va donc être une boussole pour la compréhension de la transition épidémiologique, le niveau actuel du pays et qu'est ce qui reste à faire. Dans ce sens, il s'agit d'un ouvrage pionnier en République du Congo et plus loin en Afrique centrale car, les écrits sur cette thématique complexe sont rares. Pour orienter les politiques publiques, il est vital de documenter l'ampleur réelle de cette transition. De sensibiliser sur le fait que les maladies de l'opulence ne concernent plus seulement les pays riches, mais frappent durablement les foyers congolais les plus modestes et enfin, proposer des pistes pour intégrer la prévention des MNT dans les soins de santé primaires.

3 . Approche méthodologique

Le travail de recherche que nous avons mené ne pouvait être réalisé sans au préalable une méthodologie. Celle-ci est basée sur la recherche documentaire et l'exploitation des données secondaires. La nouveauté conceptuelle et méthodologique de cette contribution est démontrée par son caractère routinier. Les faits argumentés ici sont l'émanation des sources des statistiques officielles, donc loin des affirmations gratuites. C'est aussi ce qui montre la valeur ajoutée de cette contribution à la connaissance des questions des transitions : démographique, sanitaire et épidémiologique au Congo qui, dispose d'une longue série des données.

3.1 . Recherche documentaire

Elle nous a permis de consulter les documents tels que les articles, les rapports, les mémoires, les thèses et les ouvrages sur les transitions, au niveau mondial, africain et au Congo. Les ouvrages consultés ont fait l'objet d'un inventaire et d'un classement d'après les dimensions du thème qui se rapportent au plan de l'ouvrage. Ils nous ont permis de circonscrire le sujet.

La recherche nous a conduit :

- à l'Institut National de la Statistique (INS) où nous avons recueilli les données démographiques à travers les annuaires statistiques, les rapports d'analyse des recensements généraux de 1974, 1984, 2007 et 2023, les données des projections démographiques nationales et celles des Nations Unies. Nous avons aussi obtenu les bases de données des enquêtes : ECOM-2011, EDS-2011-2012, EHCVM 2022 ;
- à la Grande Bibliothèque universitaire où nous avons collecté des informations sur les transitions au mondiale, en Afrique et au Congo et les mémoire et thèse des étudiants de la faculté des sciences de la santé ;
- aux cybercafés où, à partir de l'Internet, nous avons eu des informations relatives à démographie, santé publique, aux transitions dans les pays comme la France, la Tunisie, le Maroc ect.

La recherche documentaire a été menée de janvier 2025 à février 2026. Elle a été poursuivie, en cas de besoin, au fur et à mesure que le document était rédigé. Elle a permis de faire le bilan sur la transition épidémiologique au Congo. Il a été relevé l'insuffisance des documents sur le sujet abordé. Ceci justifie notre apport à cette thématique en analysant les tendances et les perspectives de la transition épidémiologique au Congo. Nous avons aussi procédé à l'exploitation des données de seconde main (les rapports des districts sanitaires) afin d'identifier le nombre de naissance annuelle, les rapports de la Direction Générale de la population (DGPOP) sur les décès maternels et le profil épidémiologique du Congo publié par la Direction de l'Epidémiologie et de la Lutte contre la Maladie (DELM). Nous avons à cet effet penché sur :

-L'intégration des données de l'OMS et des enquêtes nationales sur la prévalence du diabète et de l'HTA à Brazzaville et Pointe-Noire.

-L'analyse de comment l'évolution démographique influe sur les courbes de mortalité.

3.2 . Traitement et analyse des données

Pour le traitement, l'analyse des données et la construction des figures, nous avons utilisé le, Excel 16 .

3.3 . Structure de l'ouvrage

Cet ouvrage est structuré en deux chapitres. Le premier qui porte sur les caractéristiques de la transition épidémiologique va s'intéresser aux aspects historiques introduits par Abdel sur cette notion. Le deuxième qui concerne les tendances de la transition épidémiologique au Congo, féra le bilan à travers des courbes d'évolution des différentes maladies de la surveillance épidémiologique nationale. Une conclusion et des perspectives issues des analyses du chapitre 2, boucleront ce document et s'inscrivent dans la droite ligne de donner les pistes de solution aux gouvernants pour une transition épidémiologique au Congo.

CHAPITRE I : CARACTERISTIQUES DE LA TRANSITION EPIDEMIOLOGIQUE

Ce chapitre examine les caractéristiques de la transition épidémiologique, définies comme le passage à long terme des maladies infectieuses et aiguës vers des maladies chroniques et dégénératives. S'appuyant sur la théorie d'Abdel Omran, notamment sa révision de 1983 adaptée aux pays en développement, cette analyse s'applique spécifiquement au contexte du Congo. Le recul des maladies infectieuses, bien qu'initialement marqué chez les jeunes, laisse place à un vieillissement de la population exposé à de nouveaux facteurs de risque et pathologies comme les cancers ou les maladies cardio-vasculaires. L'objectif est de comprendre comment le Congo traverse cette transition complexe, marquée par une coexistence paradoxale entre d'anciens défis sanitaires et l'émergence de nouveaux besoins de santé publique.

3.4 .Le recul des maladies infectieuses

Le déclin initial résulte largement de la diminution des maladies infectieuses, notamment aux âges jeunes. Au fur et à mesure que les enfants survivent et vieillissent, ils sont exposés aux facteurs de risque et aux phénomènes perturbateurs et aux accidents. La baisse de la fécondité entraine un vieillissement de la population, les nombres croissants de personnes âgées transforment le profil général de la morbidité dans le sens d'une incidence croissante des maladie dégénératives.

En somme, les transformations profondes du tableau des maladie affectant l'homme contemporain font partie intrinsèque du processus démographique, même si, certains scientifiques estiment que, 'une certaine façon, les maladies et le système complexe qu'elles forment entre elles et avec le monde vivant « vivent leur vie » de façon indépendant.

Le recul des maladies infectieuses au profit des cancers et des maladies cardio-vasculaires constitue le facteur décisif de cette transition. En Corée par exemple, l'espérance de vie a augmenté de 20 ans entre 1930 et 1980 (OMS, 2021,p.9) : les maladies infectieuse et parasitaires, les maladie de l'appareil respiratoire et l'appareil digestif qui provoquaient 50,5% des décès en 1930,n'étaient plus à l'origine que de 16,7% de ceux-ci en 1980.Ce sont les cancers, les maladies du système circulaire, les morts violents et les maladies liées à la vieillesse qui ont pris la première place, provoquant 78,5% des décès en 1980.En France, en

1990,les maladies cardio-vasculaires formaient la première cause de décès, provoquant 38,0% de ceux-ci, les cancers étant à l'origine de 27,0% du total des décès, autrement dit, ces deux pathologies étaient à l'origine des deux tiers des décès.
Dans tous les pays qui ont une espérance de vie encore faible, les maladies infectieuses continuent de dominer. Ces maladies touchent particulièrement les enfants (rougeole, paludisme) mais aussi les adolescents et les adultes. Des statistiques nationales montrent en outre l'incidence élevée des maladies cardio-vasculaires, respiratoires, de la tuberculose et des morts violents.

3.5 Anciennes et nouvelles maladies

Le mouvement général qui vient d'être rappelé doit être nuancé car, l'évolution n'est ni linéaire ni uniforme. Il existe des cas ou l'espérance de vie aux âges élevés stagne, parfois même décline. De même, la mortalité peut diminuer que faiblement voire croitre. C'est le cas des pays de l'Europe de l'Est du milieu des années 1960 aux années 1980, dans les pays comme la Tchécoslovaquie, la Roumanie, la Bulgarie, la Pologne et la Yougoslavie où, on constate que la mortalité des hommes adultes, au lieu de diminuer comme dans la plupart des pays industrialisé a cru de l'ordre de 20 à 40%. Des habitudes de vie telles que des régimes alimentaires plus gras et plus salés, l'excès d'alcool et le tabac, le manque d'exercice physique, expliquent l'augmentation des maladies cardio-vasculaires et des maladies digestives, à quoi s'ajoute la progression des morts violents et des accidents. La preuve a contrario de cette incidence des modes de vie est fournie par l'augmentation momentanée, mais extrêmement nette entre les années 1985 et 1986, de l'espérance de vie masculine en URSS lorsque Gorbachev prit des mesures restrictives contre l'alcool. Il pourrait bien en être de même dans certains pays pauvres d'Afrique et d'Asie dans lesquels la consommation d'alcool (de bière notamment) et de tabac progresse à vive allure. Ces maladies de l'abondance pourraient devenir des causes importantes de mortalité au cœur des pays les plus pauvres de la planète, situation d'autant plus grave que les moyens de soigner les maladies risquent de manquer avec une croissance démographique plus rapide.
De plus, on est loin d'avoir éradiqué les vieilles pathologies infectieuses ou parasitaire : cholera, peste, paludisme frappent toujours dans les pays pauvres auquel se trouve la République du Congo. Une seule maladie a été totalement éradiquée de la surface de la terre, la variole dont le dernier cas a été signalé en 1977 en Somalie (Rollet Catherine,1995, p.63).

Cette maladie a bénéficié du premier vaccin (Jenner,1796) . A la fin des années 1994, la peste sous ses deux formes, bubonique et pulmonaire, éclatait dans deux Etas de l'Inde, là où un an auparavant avait sévi un violent tremblement de terre. Le Choléra réapparait périodiquement dans les régions des pays pauvres d'Afrique : RDC, Rwanda, Guinée Bisseau, Guinée, Congo, Tchad, RCA ect.

Enfin, le sida rappelle brutalement que le monde moderne n'est pas à l'abri de nouvelles maladies. L'apparition de la COVID-19 confirme bien cette assertion. Ces nouvelles maladies émergent parce que le complexe des maladies (pathocénose qui désigne le système des relations synchronique qui existe entre les maladies à un moment donné) continue d'évoluer et que les comportements humains eux-mêmes changent surtout dans le cadre des relations sexuelles.

3.6 Esperance de vie sans incapacité

La transition épidémiologique se poursuit, y compris dans les pays développés. L'enjeu actuel est de savoir si, les années de vie ajoutées à l'espérance de vie sont des années en bonne santé ou bien au contraire des années s'accompagnant d'incapacités multiples. Un indicateur nouveau est apparu au cours des vingt dernières années, celui de l'Esperance de vie sans incapacité. Il s'agit de mesurer pour un groupe d'individus le nombre d'années qu'il peut espérer vivre en l'absence de limitation des facultés de pourvoir aux besoins primaires : se nourrir, s'habiller, se déplacer. On distingue parfois l'incapacité modérée de l'incapacité sévère qui est assimilé au confinement au lit. La construction de cet indice suppose le recueil de données nouvelles sur les handicaps et les incapacités. Fait encourageant, si l'on en croit les résultats de la Division de la population des nations Unies de 2018 et 2019, l'espérance de vie sans incapacité aurait augmenté un peu plus vite que l'espérance de vie totale. Si, cet indicateur est bien mesuré dans les pays développés comme la France ou il était estimé en 2009 à 72,9 ans pour les hommes de façon générale et 63,6 ans, la valeur sans incapacité. Chez les valeurs sont respectivement 81,1 ans et 68,5 ans. Dans les pays en développement, la production de cet indicateur se heurte encore à d'énormes limites : parfois pas insérer dans le questionnaire, parfois mal collecté.

3.7 Définition de la transition épidémiologique

Le terme de transition épidémiologique, se réfère au changement à long terme du tableau général des causes majeures de décès, avec le passage des maladies infectieuses et aigues vers les maladies chroniques et dégénératives. Certains hommes des sciences préfèrent le terme de transition sanitaire ou de de santé en se référant non seulement au profil épidémiologique d'une population, mais aussi aux réponses socialement organisées pour résoudre les problèmes de santé, donc aux transitions des systèmes de soins (Kevin KINSELLA, 1992 p.41).

Il y a cinquante ans encore, la majorité des décès dans le monde était causée par des maladies infectieuses. En 2008, la situation s'est inversée avec un rapport 63/37 et les projections à l'horizon 2030 sont de 88/12. Sur 57 millions de décès survenus dans le monde cette année-là, 36 millions sont dus aux maladies non transmissibles principalement les maladies cardio-vasculaires (17 millions), les cancers (7,6 millions), les maladies respiratoires (4,2 millions) et le diabète (1,3 million). La 1ère maladie infectieuse est le SIDA (2,8 millions) devant la tuberculose (1,6 millions) et le paludisme (0,9 million) d'après le rapport mondial sur la santé de l'OMS de 2008, p.13. On a constaté d'une part, une progression intrinsèque des maladies chroniques non transmissibles et d'autre part, une diminution des maladies infectieuses en raison des succès indéniables obtenus au point que l'OMS envisage une éradication à l'échéance de 2030 pour les trois premières maladies.

En date du 21 avril 2011, Madame Margaret CHAN, directrice générale de l'OMS, analysait cette évolution en disant : « l'augmentation des maladies chroniques non transmissibles représente un énorme défi. Pour certains pays, il n'est pas exagéré de décrire la situation comme une catastrophe imminente pour la santé, pour la société et surtout pour les économies nationales ». Ces propos étaient tenus lors d'une réunion préparatoire à la conférence de New York sur la « prévention et la maîtrise des maladies non transmissibles » qui eut lieu le 20 septembre 2011 à l'occasion de l'Assemblée générale de l'ONU et aboutit à une déclaration finale signée par les 184 chefs d'Etat et de gouvernement. L'article 1 en résume l'ambition :

« Nous, chefs d'État et de gouvernement, reconnaissons que le fardeau et la menace que les maladies non transmissibles représentent à l'échelle mondiale constituent l'un des principaux défis pour le développement au XXIe siècle, reconnaissons le rôle primordial des gouvernements et la responsabilité qui leur incombe de faire face au défi des maladies non transmissibles, et l'impérieuse nécessité pour tous les secteurs de la société d'agir et de s'investir pour susciter des réponses efficaces propres à assurer la prévention et la maîtrise de ces maladies ». Contrairement aux idées reçues, environ 80 % de ces décès sont survenus dans les pays à revenu faible ou intermédiaire. L'OMS prévoit une augmentation de ces cas d'ici 2030 si, rien n'est fait.

3.7.1 .La transposition du modèle d'Omran

Pour comprendre la dynamique sanitaire actuelle du Congo, il est nécessaire de se référer à la théorie de la transition Épidémiologique d'Abdel Omran (1971, révisée en 1983). Omran soutient que la maladie et la mortalité ne sont pas des phénomènes aléatoires, mais des processus liés au développement socio-économique.

3.7.2 Les trois âges de la transition

Abdel Omran : a tenté de synthétiser les différents facteurs de cette évolution séculaire de la mortalité dans une théorie de la « transition épidémiologique » fondée sur l'articulation de trois « âges ».

Le premier âge est caractérisé par la prédominance des maladies infectieuses, les grandes endémies faisant le niveau moyen de la mortalité et les épidémies se conjuguant avec les famines pour produire les fluctuations.

Le deuxième âge, qui n'est autre que le passage du premier au troisième, étant la transition qui permet de passer de l'ancien régime de mortalité (le premier âge) au nouveau régime (le troisième âge). Il distingue ainsi :

- L'âge de la pestilence et de la famine », au cours duquel la mortalité était forte et fluctuante, l'espérance de vie se situant, en moyenne, au-dessous de 30 ans,
- L'âge du recul des pandémies », durant lequel l'espérance de vie augmente fortement, passant de moins de 30 ans à plus de 50,
- L'âge des maladies de dégénérescence et des maladies de société », où la mortalité, après avoir continué à régresser, tend à se stabiliser à un niveau très bas.

3.7.3 Les quatre étapes de la transition

La transition épidémiologique modélise le passage, dans une population, d'une mortalité limitée aux maladies infectieuses à une mortalité faible dominée par les maladies dégénératives, à mesure que l'espérance de vie augmente. Ce processus se déroule en plusieurs phases, marquées par le recul des pandémies et la modernisation des modes de vie selon les quatre étapes ci-dessous. Le schéma des étapes de la transition épidémiologique :

Etape 1 : l'ère des pestes et famines

- Mortalité très élevée et fluctuante, espérance de vie faible (< 30 ans).
- Prédominance des maladies infectieuses, carences, famines et guerres.

Etape 2 : l'ère du recul des pandémies

- La mortalité baisse rapidement, les épidémies deviennent plus rares.
- L'espérance de vie augmente considérablement (30-50 ans).

Étape 3 : l'ère des maladies dégénératives

- La mortalité se stabilise à un niveau faible.
- Les maladies chroniques (cancers, maladies cardiovasculaires) et liées au mode de vie (obésité, tabagisme) deviennent la cause principale de décès.

Étape 4 : l'ère des maladies dégénératives retardées

- Le déclin de la mortalité par maladies chroniques se poursuit.
- Vieillissement naturel ralenti, espérance de vie très élevée.

Le modèle de transition épidémiologique retardé : version de 1983

Dans ses travaux de 1983, Omran a introduit le « modèle tardif ou retardé » pour décrire la situation de pays comme le Congo. Contrairement aux pays occidentaux, la transition ici ne suit pas un schéma linéaire mais se caractérise par : une coexistence paradoxale : le Congo n'a pas terminé sa lutte contre les maladies infectieuses (stade 1) qu'il subit déjà de plein fouet l'explosion des maladies chroniques (stade 3). Pour la rapidité du changement, ce que l'Europe a mis 100 ans à vivre, le Congo le traverse en peine trois décennies, ne laissant que peu de temps au système de santé pour s'adapter.

3.7.4 Idées et adaptation au contexte congolais

Si le modèle d'Omran (1983) reste la référence, l'ouvrage souligne que le Congo vit une "transition polarisée" : D'un côté, une élite urbaine qui vit une transition complète. De l'autre, des populations rurales ou précaires qui meurent encore de causes infectieuses évitables. De ce constat, la transition épidémiologique au Congo est moins le résultat d'un progrès social global que d'une importation de technologies médicales ciblées sur un fond de changements de comportements encore délétères. »

3.7.5 Adaptation de la pensée d'Omran

On constate de façon générale qu'il a un changement dans la classification des causes de décès. A cet effet, on observe, le recul des maladies transmissibles (infections) au profit des maladies non transmissibles (chroniques). De même, les facteurs déclencheurs son observé à travers une amélioration de l'hygiène, de l'alimentation, des avancées médicales (vaccins, antibiotiques) et de l'organisation des services de santé. La théorie de transition épidémiologique décrit l'évolution des schémas de santé, souvent en parallèle avec la transition démographique (baisse de la mortalité puis de la natalité). Ceci a pour conséquences, le vieillissement de la population et l'augmentation de l'espérance de vie, entraînant une prévalence accrue de maladies liées à l'âge. Ce concept est crucial pour les politiques de santé publique afin d'adapter les soins aux nouveaux besoins de la population.

3.8 La politique démographique

En matière démographique, le Congo ne dispose pas d'une politique de population qui devrait être un document stratégique pour la prise en compte des facteurs de l'évolution de la population. Avant les années 1960, en République du Congo, les seuls textes réglementant la contraception et l'avortement étaient influencés par la législation coloniale française, très répressive à l'égard de la limitation des naissances. La population du Congo-Brazzaville a atteint 6142180 millions d'habitants à la date du 17 mai 2023. S'il est un domaine où le Congo fait preuve de dynamisme, c'est bien celui de la population. En effet, la croissance de la population est actuellement d'environ 3,2 % par an depuis le recensement de 2007. Cette population est majoritairement jeune, avec un âge moyen de 23 ans. La population est constituée de 3049942 hommes (49,7%) et de 3092238 femmes (50,3%). Cela correspond à un rapport de masculinité de 98,6 hommes pour 100 femmes. Les résultats du dernier recensement indiquent que, 3,1 millions de Congolais sont âgés de 0 à 19 ans (51,0% de la population), 2,7 millions sont âgés de 20 à 59 ans (44,4% de la population) et 279908 congolais ont 60 ans et plus (4,6% de la population). On a dénombré 3,4 millions de personnes en âge de travailler (15-64 ans) soit 56% de la population. Les femmes en âge de procréer (15- 49 ans) représentent 49,5% de la population féminine.

De l'indépendance à nos jours, les actions et mesures prises par le gouvernement congolais dans le domaine de la population se focalisent essentiellement sur l'élaboration de politiques de santé publique basées sur les soins de santé primaire et d'aménagement du territoire. A ce stade, le Congo a élaboré tour à tour, les PNDS 2012-2017 , 2018-2022 et 2023-2026, et les plans de repositionnement de la planification familial 2014-2019, le plan d'urgence de la planification familiale 2020-2024, le plan de coopération UNFPA-Congo ,2023-2029, la feuille de route sur la capture du dividende démographique de 2017 et le profil national sur la capture du dividende démographique 2022.On associe à ces documents, le document de politique nationale de population (PNP-2025-2030) en cours de finalisation. Ces documents suscitent une prise de conscience de la rigidité de l'appareil juridique et ce sont adossés au code de la famille en 1984 ainsi qu'à l'abrogation de la loi de 1920 sur la propagande anticonceptionnelle qui empêchait le développement des programmes de planification familiale. C'est en 2010 que, la Loi autorisant la propagande anti conceptionnelle au Congo dite Loi ZOULA, a été adoptée par le parlement. Cette Loi est une avancée importante pour la suite des politiques de population. Elle met au goût du jour de nouvelles priorités ratifiées, pour la plupart, par de nombreux pays africains dont le Congo et conduit à des réorientations nécessaires des programmes. De nouveaux concepts, parmi lesquels celui de la santé de la reproduction, de même que de nouvelles populations cibles sont mis sur le devant de la scène : notamment les jeunes adultes et les adolescents. Une Direction de la Santé de la Reproduction (DSR) est créée en 2018 et une politique Nationale de Santé (PNS 2018-2030). La Santé de la Reproduction est placée comme Orientation stratégique 3 dans le Plan national de développement Sanitaire de la période 2023-2026. Les programmes de population connaissent un démarrage laborieux, freinés en grande partie par un contexte économique et social difficile en 2024 qui, compromet la concrétisation du principe population/développement. En effet, la faiblesse des performances économiques du Congo des années 2020-2024, la forte croissance démographique et l'aggravation des déséquilibres départementaux, l'appauvrissement des fonds publics sont entrain de retarder la mise en œuvre des principes retenus dans les documents officiels. Ainsi, dans presque tous les pays du monde, il se dégage une position sur la régulation de la population.

3.8.1 La régulation étatique de la fécondité au Congo

Depuis la mise en place en 1988 du Conseil National de la Population (CNP) par décret n°88/703 du 4 octobre 1988 qui avait pour but de réguler l'évolution de la population nationale. Le CNP qui d'ailleurs n'a pas fonctionnée parce que placée sous l'autorité du chef de l'Etat. Le gouvernement de la République du Congo a commencé à se préoccuper aux questions liées à l'évolution de la population en 1963 avec la création du Ministère de la santé publique, de l'éducation nationale, des affaires sociales et de la population, dirigé par Bernard GALIBA. Après, le volet population qui avait disparu des intitulés des départements ministériels est réapparu en 1992 sous l'intitulé : Ministère de la santé et de la population, animé par le Ministre Jean Roger EKOUNDZOLA. Ceci, montre la volonté du gouvernement à agir sur les questions de population et à les intégrer dans les projets et programme de développement. A l'instar de la Chine qui est aujourd'hui reconnu par son ancienne population de « l'enfant unique » qui était une régulation étatique de la population, au Congo, il n'existe pas des mesures contraignantes aux seins de la population pour réguler leur fécondité. La mesure phare du gouvernement de la prise en charge des allocations familiales pour les fonctionnaires à 5000 frs CFA pour chaque enfant à charge marque un pas décisif dans l'adhésion du Congo au principe d'augmentation du rythme de la croissance démographique. L'absence d'une déclaration de la politique de population congolaise montre la faiblesse de la prise en main globale des problèmes de population, considérés comme des éléments incontournables pour la promotion du développement national. En effet, les principes retenus dans le plan d'urgence de la Planification Familiale, soulignent la nécessité de considérer qu'il y a des relations d'interdépendance entre les variables démographiques et les facteurs économiques et socioculturels, impliquant une approche intégrée du développement , de même que, la nécessité de considérer que, la population est un élément fondamental dans les stratégies nationales et le plan national de développement 2022-2026 et que le Congo a le droit et le devoir de résoudre ses problèmes démographiques nationaux .

Dans le cadre de la croissance démographique, le gouvernement de la République ne prône que la « parenté responsable » par la mise à disposition des informations nécessaires sur la planification familiale (PF). Cela se fait par l'intégration dans les Centres de Santé Intégrés des services de PF partout dans le pays.

3.8.2 Situation du développement humain

Au Congo, le développement humain, pilier du Plan National de Développement (PND) 2022-2026 ,vise une croissance inclusive, la diversification économique et le renforcement des services sociaux de base (santé, éducation). Malgré des progrès, le pays, classé au 154e rang mondial (IDH), fait face à une pauvreté multidimensionnelle touchant 61 % des moins de 18 ans et à une forte dépendance pétrolière. Le PND 2022-2026 du Congo met en relief, le renforcement du capital humain qui se traduit par une amélioration de l'accès aux services sociaux, notamment l'éducation et la santé, pour une population majoritairement jeune (47 % ont moins de 18 ans). La réduction de la dépendance au pétrole pour favoriser une croissance durable et réduire la pauvreté (46,8 % en 2023). La lutte contre la pauvreté, autonomisation des femmes et égalité des genres, en lien avec les Objectifs de développement durable (ODD) .

3.8.3 Le niveau de la mortalité générale en baisse

La mortalité est qualifiée en démographique comme phénomène à tout âge car, aucun âge n'est épargné. De 0 an à 120 ans qui, est l'âge de l'extinction finale où, une génération disparait entièrement, chaque année, on enregistre les décès dans la population congolaise. S'il y a un phénomène démographique que personne ne veut pas vivre dans sa famille aux jeunes âges, c'est la mortalité. Le gouvernement met des bouchées doubles pour sa réduction par la création des hôpitaux et la formation du personnel. Le contexte sanitaire du Congo actuellement se caractérise par des indicateurs de mortalité préoccupants, observés notamment au sein des populations générales, celles des enfants et des femmes en âge de procréer prioritairement. Les causes principales de mortalité souvent évoquées dans les annuaires statistiques sanitaires sont les maladies infectieuses et parasitaires (paludisme, tuberculose, ...), les maladies diarrhéiques (cholera, ...) et celles liées à la santé de la reproduction ainsi que le VIH/SIDA.

Certains observateurs de la vie nationale arrivent parfois à dire qu'à Brazzaville et à Pointe-Noire, il y a trop de décès dans les quartiers. La lecture des indicateurs de la mortalité générale montre qu'elle est en baisse depuis 1974 (Figure 1). L'analyse par sexe montre que, les hommes décèdent plus que les femmes. On sait tous que devant la mort : il n'y pas un sexe fort, ni un sexe faible. La Loi naturelle de la mortalité par contre montre que, les hommes meurent plus que les femmes ; cette Loi est aussi respectée au Congo. Le Taux Brut de Mortalité (TBM) est passé de 19,8‰ en 1974 à 13,0 ‰ en 2023 d'après les estimations de la Division de la population des Nations Unies (organe habileté au niveau mondiale pour produire des estimations fondées et utilisables par les gouvernements) chez les hommes. Ce taux est passé de 14,9‰ en 1974 à 10,1‰ en 2023 chez les femmes.

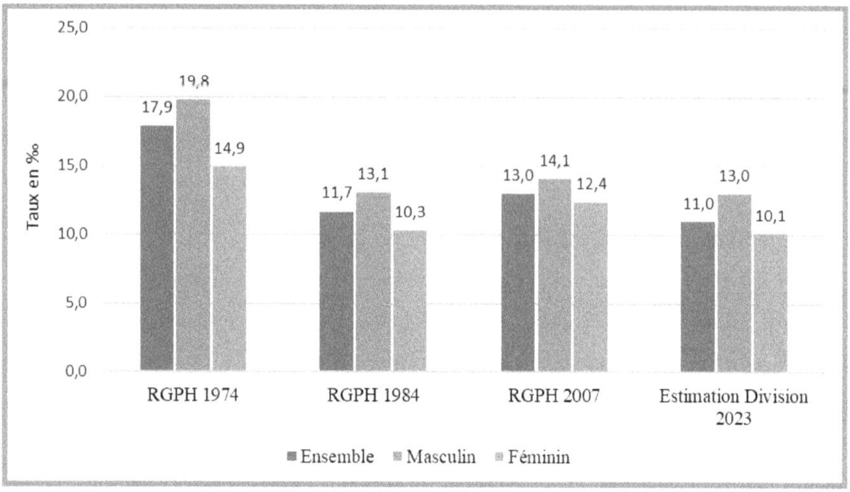

Figure 1 : Évolution des TBM en ‰ de 1974 à 2023

Source : exploitation des différents rapports par l'auteur, 2024

A la question de savoir si, ces niveaux reflètent la réalité, l'enquête de terrain que nous avons réalisé en 2024 a permis de s'en querir de l'opinion des congolais sur la question et observé la manifestation du phénomène sur le terrain. Il va de soi que les congolais qui se sont exprimés, veulent voir les autorités investir davantage dans l'amélioration des conditions sanitaires du pays et réduire la mortalité générale. Ainsi, dans les villes de Brazzaville et Pointe-Noire, les populations constatent qu'il y a plus de décès qu'avant. Avec l'apparition de l'affichage des banderoles des personnes décédés sur les ruelles, il est rare de passer dans un quartier sans percevoir une effigie. Sans pour autant compter, la présence des affiches d'information font croire à l'opinion nationale d'une mortalité sans pareille au Congo. De nos analyses, une veillée dans les villes de Brazzaville et Pointe-Noire passe en moyenne huit (8) jours. La durée la plus courte est de six (6) jours et la durée la plus longue est de vingt un (21) jours selon la mobilisation des moyens par les familles. Dans ce cas de figure, on peut se retrouver avec trois (3) veillées dans le quartier, ce qui fait un nombre considérable dont la survenance diffère parfois d'une semaine d'écart. Brazzaville et Pointe-Noire, sont les villes les plus habitées du Congo. La mortalité observée est le reflet de leur poids démographique. On ne peut pas penser le contraire pour le Congo, c'est-à-dire, voire une autre localité avec une mortalité plus élevée que ces deux villes. Si, la pratique musulmane d'inhumation des défunts le même jour ou dans un temps court concernait aussi les congolais chrétiens, on devrait se retrouver dans des quartiers ou on pourrait passer sept (7) jours sans la survenance d'un autre décès dans la population. En réalité, la présence de plusieurs veillées mortuaires dans les quartiers est liée à l'accumulation occasionnée par la durée observée entre le jour de la survenance de l'évènement et la mise en terre. Au niveau du milieu rural congolais où, il n'existe pas de morgue, la durée observée pour un cas de décès avant l'enterrement ne dépasse pas 72 heures, les populations observent une faible mortalité. De plus en plus, les villes secondaires du Congo comme Sibiti, Oyo etc., disposent des morgues. Les populations des localités environnantes viennent déposer les corps pour attendre l'arrivée des parents d'autres localités.

La surmortalité des hommes observées par les populations a été aussi évoqué pour comprendre les causes issues de leur constat. La question suivante a été posé : que constatez-vous de la mortalité des hommes en comparant à celle des femmes au Congo ? Il ressort des analyses que, 95,6% des individus affirment que, les hommes meurent plus que les femmes de façon générale, 3,8% n'ont jamais constaté cela et 0,6% pensent le contraire. Ainsi, les raisons de la mortalité des hommes : travail pénible, pratique de l'automédication et faible fréquentation des services de santé ont été épinglé. Un autre aspect de la mortalité des hommes et spécifiquement des hommes âgés, concerne les hommes retraités. Si, les hommes et les femmes retraités vivent les mêmes retards de paiement de pension par l'Etat, les hommes par contre supportent mal les conditions de vie précaires, se font plus de soucis que les femmes. Dans le cadre des discussions, les participants évoquent le fait que : « être retraité au Congo, c'est vivre l'enfer sur terre ». C'est le groupe d'âge des hommes âgés retraités qui augmentent le niveau de mortalité générale.

3.8.4 Une déclinaison de la mortalité des enfants

Des trois composantes de la mortalité des enfants (infantile, juvénile et infanto-juvénile), nous allons mettre un accès sur la mortalité infantile qui, désigne les enfants nés vivants et décédés à moins d'un an. Les niveaux, tendances et caractéristiques de la mortalité de cette couche sont fonction des conditions sanitaires, environnementales, socioéconomiques et culturelles qui prévalent dans la population générale du pays. La mortalité infantile demeure l'un des meilleurs indicateurs du niveau de développement d'un pays. Une génération s'en va, une autre remplace, c'est ce qui fait le processus de remplacement des générations. Au Congo, le niveau de la mortalité infantile est en baisse depuis 1974 (Figure 2). Ce taux est passé de 100,5‰ en 1974 à 69,3‰ en 2023. En 49 ans, le Congo a baissé de 31,2 points le taux de mortalité infantile en raison de 0,6 point de façon annuelle. Il est bien clair que ce niveau de baisse est très faible pour arriver à réduire de manière substantielle cette mortalité qui aura certainement un impact positif sur la demande des enfants. Il a été démontré dans la littérature que, dans certains pays : à Madagascar, RANDRAIMANA BITSOA, en 2010, a montré le fait que, ceux qui font plus d'enfants, le font à cause de la mortalité infantile. Au Sénégal, le rapport d'analyse du RGPHAE de 2013, a abouti à la même conclusion, plus dans une localité, la mortalité infantile est élevée, plus la demande d'enfants augmente. Même, sans pour autant connaître les causes de décès, l'essentiel pour les familles c'est de remplacer en un temps record, le décès et oublié cette douleur.

Au Congo, de cette étude réalisée dans le cadre de la rédaction de ce document, parmi les individus ayant répondu aux questions sur le désir d'enfants supplémentaires, 92,1% affirment que, les gens font plus d'enfants à cause de la mortalité infantile. A cet effet, il a été observé que, quand un enfant meure, le couple est appelé a apaisé la douleur par un remplacement rapide de celui décédé. Après le décès d'un enfant de moins d'un an, les couples (67,5%) ne dépassent pas six (6) mois sans que la femme soit une seconde fois enceinte.

L'analyse par sexe montre la surmortalité masculine durant toute la période. On sait bien que, il naît plus des garçons (105) que de filles (100) dans nos maternités. Cette supériorité de la mortalité masculine vient encore confirmer la Loi de la mortalité déjà observée dans le monde. La fragilité du sexe masculin devant la mort aux jeunes âges doit être un sujet de sensibilisation des familles et des gouvernants.

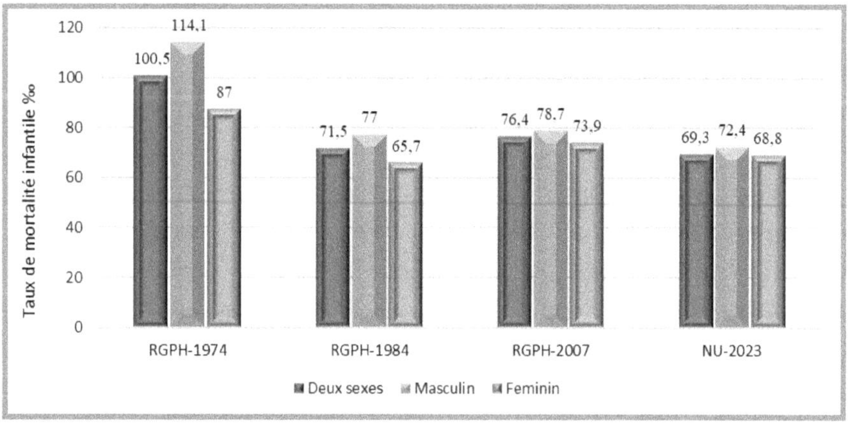

Figure 2: Tendance de la mortalité infantile depuis 1974

Source : exploitation des différents rapports par l'auteur, 2024

Quand on analyse les données de l'EDS, 2005, 2011-2012 et le MICS5, on observe d'importantes disparités départementales dans le domaine de la mortalité des enfants, au détriment des zones rurales.

De façon générale, le taux de mortalité infantile est 39 ‰ pour l'ensemble deux sexes en 2012 et 36 ‰ en 2015. L'analyse par sexe montre qu'il est de 49‰ pour le sexe masculin,45‰ pour sexe féminin. Selon le milieu de résidence, le taux de mortalité infantile est passé de 66 ‰ en milieu urbain en 2005 à 45‰ en 2012 et à 27‰ en 2015. En milieu rural, bien qu'on encore élevé, ce taux connaît aussi une baisse de 93‰ en 2005 à 51‰ en 2012 et 50‰ en 2015.Cette mortalité infantile est plus observée chez les femmes non instruites (134‰ en 2005 et 63‰ en 2012) que chez celles qui ont un niveau secondaire et plus (44‰ en 2005 à 32‰ en 2012). Le niveau de mortalité diminue progressivement avec l'augmentation du niveau d'instruction de la mère. Les complications associées aux naissances prématurées, l'asphyxie à la naissance/les traumatismes, la pneumonie, les anomalies congénitales, la diarrhée et le paludisme pouvant être évitées ou traitées au moyen d'interventions simples et peu coûteuses notamment la vaccination, une nutrition adéquate, de l'eau potable, ainsi qu'une alimentation et des soins de qualité fournis par un prestataire de santé le cas échéant, sont les principales causes de mortalité chez les enfants identifiés dans les différents rapports exploités (PNDS, EDS, MICS et autres). Les données des RGPH et celles des enquêtes mises en exergue ont un seul point commun, la tendance à la baisse de la mortalité infantile. Les différents niveaux observés sont imputables à la nature des opérations de collecte. Cependant, le rythme de la baisse de mortalité infantile au Congo n'est pas celui-là que le pays expert car, très lent.

3.8.5 La mortalité des adultes, un domaine encore mal exploré au Congo

Si, l'on a une assez bonne connaissance des indicateurs de mortalité des enfants, on se heurte à d'importantes lacunes dans le domaine de la mortalité des adultes. Les statistiques d'état civil et des formations sanitaires (FOSA à travers le DIHS2) devraient constituer la principale source d'information. Elles restent cependant incomplètes pour diverses raisons liées, entre autres, à une couverture déficiente de l'enregistrement, aux problèmes d'archivage, au manque de régularité et d'uniformité dans la collecte des données, ou encore, à l'absence de leur exploitation systématique du fait qu'une grande partie est encore manuel. L'Unfpa tante quand même de doter certaines structures en matériel informatique (une aide très insuffisance par rapport à la demande). Au niveau du Ministère de la Santé et de la Population, la Direction de l'Information Sanitaire, de l'Evaluation et de la Recherche (DISER) peine à rendre les données disponibles sur l'outil DIHS2 après plus de huit (8 ans) d'expérimentation. Le niveau de mortalité global des adultes de 15-49 ans pour la période la plus récente (0-6 ans avant l'enquête, soit la période -2005- 2011) est élevé : 6,4‰ et 5,4 ‰ pour l'ensemble des femmes et 7,0 ‰ et 4,4‰ pour l'ensemble des hommes. L'allure de la figure 18 ci-dessous montre que les décès durant la période 15-49 ans restent relativement rares, les taux ne varient pas de façon régulière selon l'âge. Néanmoins, on observe chez les hommes comme chez les femmes une augmentation assez régulière des taux par âge. Chez les hommes, les taux passent d'un minimum de 2,6 ‰ à 15-19 ans à un maximum de 11,0 ‰ à 45-49 ans. Chez les femmes, les taux varient de 2,2 ‰ à 15-19 ans à 10,2 ‰ à 45-45ans. On constate une surmortalité masculine aux âges les plus jeunes et les plus élevés et, une surmortalité féminine aux âges intermédiaires (25-34 ans), âges de forte fécondité. Ce graphique présente bien le schéma classique de la mortalité. Plus l'âge avance, plus la probabilité de décéder augmente.

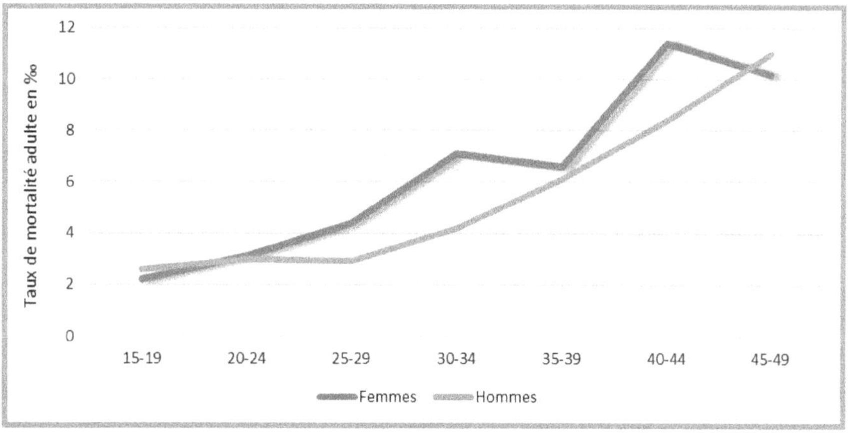

Figure 3:part de la mortalité adulte par groupe d'âge en 2015

Source : MICS,2015

En l'absence d'un système d'enregistrement exhaustif et permanent des faits d'état civile au fur et à mesure que ces faits se produisent, au Congo, les données concernant l'espérance de vie ou le taux de mortalité générale produites par l'INS sont des estimations extrapolées à partir de tables-types et elles ne sont fiables que s'il existe une relation entre mortalité aux jeunes âges et aux âges adultes. Or, rien ne prouve que cela serait le cas. Les enquêtes démographiques et de santé menées au Congo offrent des données standardisées sur la question. Mais, leur irrégularité rend la mesure caduque dans le temps.

3.8.6 Paradoxe de la mortalité maternelle

L'Afrique constitue le continent le plus touché par le phénomène. Pourtant, la réduction de la mortalité et de la morbidité maternelle a été retenue comme une priorité en matière de santé publique et de développement depuis la conférence d'Alma Ata en (1978) en passant par celle de Nairobi en (1987) visait la réduction de 50% du taux de mortalité maternelle (TMM) en l'an 2000. De plus, l'un des huit Objectifs du Millénaire pour le Développement (OMD) adoptés par la communauté internationale lors du Sommet du Millénaire pour les Nations Unies, notamment le cinquième objectif, vise à réduire le taux de mortalité maternelle de trois quarts entre 1990 et 2015.

D'après l'INED,2024, le taux de mortalité maternelles est le nombre annuel de décès de femmes dus à toute cause liée ou aggravée par la grossesse ou sa gestion (à l'exclusion des causes accidentelles ou fortuites) pendant la grossesse et l'accouchement ou dans les 42 jours suivant l'interruption de la grossesse, indépendamment de la durée et du lieu de la grossesse. S'il y a une composante de la mortalité dont au niveau international et national, les populations, les chercheurs et les hommes politiques ont du mal à comprendre, c'est le niveau encore élevé de la mortalité maternelle dans le pays. C'est ce qui fait introduire la notion de paradoxe car, il est inadmissible qu'une femme qui va pour accomplir une mission aussi noble du renouvellement des générations perd sa vie. Au Congo, au regard des statistiques disponibles, la mortalité maternelle demeure parmi les plus élevé en Afrique subsaharienne.

De 2005 à 2012, l'organisation Mondiale de la Santé (OMS) recommandait, au moins, quatre visites prénatales, à intervalles réguliers tout au long de la grossesse. Au Congo, les données des EDS réalisées dans cette période montrent qu'une proportion élevée de femmes a reçu des soins prénatals dispensés par du personnel formé (88 % et 93% respectivement). De plus, quelle que soit la caractéristique sociodémographique, cette proportion reste élevée, 75 % et 79% respectivement ont effectué les quatre visites recommandées. Paradoxalement, le taux de mortalité maternelle (TMM) est passé de 781 décès maternels et 2005 à 426 décès maternels pour 100 000 naissances EDSC-2012, le risque de mortalité maternelle sur la durée de vie (RDV) est de l'ordre de 0,036 pour la période 1999-2005 et de à 0,02 pour la période 2005-2012. Autrement dit, au Congo, une femme court un risque d'environ 1 sur 28 et 1 sur 50 de décéder pour cause maternelle pendant les âges de procréation. Les proportions de décès imputables aux causes maternelles laissent apparaître de fortes variations qui atteignent leur maximum à 20-24 ans où près d'un décès de femme sur trois (32%) est dû à des causes maternelles. Ces proportions sont de l'ordre 15% en Côte d'Ivoire,19% au Cameroun pendant la même période. Comment arriver à éviter ces décès ? Si, on sait qu'un nombre élevé des femmes ont accès à des soins prénatals durant la grossesse, aux soins d'urgence en cas de complications et à des accouchements assistés par le personnel qualifié.

Parmi les naissances survenues lors de l'EDS 2011-2012, la quasi-totalité (92 %) se sont déroulées en établissement de santé, en majorité à l'hôpital public (57 %) ; dans 18 % des cas, les femmes ont accouché dans un centre de santé intégré public et seulement 3 % dans un poste de santé public. On a aussi enregistré 14 % des naissances dans le secteur privé et 8 % des femmes ont accouché à la maison.

Il ressort du tableau 1 que, le taux de mortalité maternelle (TMM) est en baisse au Congo, si, on pourrait comparer avec les autres pays de l'Afrique Subsaharienne. Cependant, il est très difficile de comprendre les niveaux de la mortalité maternelle du Congo par rapport aux autres pays. En 2012 par exemple, le TMM au Congo était estimé à 426 décès maternels pour 100 000 naissances vivantes alors que, 79% des femmes ont fait les quatre visites prénatales et 94% des accouchements ont été assisté par du personnel formé. Pendant la même période, le TMM en Côte-d'Ivoire était estimé à 614 décès maternels pour 100 000 naissances vivantes avec 44 % des femmes qui ont fait les quatre visites prénatales et 59% des accouchements assistés par du personnel formé. Les données du Congo présentées par ce sujet, montrent là, un exemple atypique très controversé. On s'attend selon le schéma de mortalité maternelle que, plus il y a accès aux services, plus le TMM baisse de façon rapide. La cible de l'Objectif de Développement Durable (ODD 3) fixé est de 70 décès maternels pour 100.000 naissances vivantes. Avec la survenue de la COVID 19, le taux de mortalité a été estimé en 2022 à 445 décès pour 100 000 naissances vivantes selon le rapport de l'observatoire des décès maternels et infantiles. Si, la tendance actuelle se poursuit, il ne sera pas possible d'atteindre la cible de l'ODD-3 en 2030 après avoir pas pu atteindre les OMD en 2015. Le bilan qu'on peut faire des deux EDS, est que l'accès aux soins prénatales évolue de manière rapide, tandis que le TMM baisse de façon lente. Cette situation montre qu'il se pose un problème d'insuffisance de la qualité de l'offre des soins pendant la grossesse, l'accouchement et le post-partum en République du Congo.

Tableau 0.1 : Taux de mortalité maternelle au Congo et dans certains pays africains

Indicateurs	Pays			
	Congo	Cote d'ivoire	Tchad	Cameroun
TMM pour 100.000 naissances	781 (EDS-2005)	543 (EDS-2005)	1099 (EDS-2004)	669 (EDS-2004)
Femmes ayant fait les quatre visites prénatales	75%	69%	51%	64%
TMM pour 100.000 naissances	426 (EDS-2011-2012)	614 (EDS-2012)	860 (l'EDS-MICS 2014-2015)	782 (EDS-2011)
Femmes ayant fait les quatre visites prénatales	79%	44 %	31 %	62 %
Accouchement assisté par du personnel formé	94%	59%	47,2%	64 %

Source : collecte des données des différents EDS par l'auteur,2024

Ainsi, pour le cas du Congo, même si, une proportion importante des femmes a recours à des services de soins prénatals pendant la grossesse et jusqu'à l'accouchement et aux personnels de santé, la qualité de service et du personnel mérite une analyse rigoureuse sans complaisance. Avant qu'on analyse la démographique médicale du Congo, il y a lieu de saluer les nouvelles mesures prises par l'OMS pour réduire les lacunes constatées. De ce fait, le nouveau modèle de l'OMS pour les soins prénatals, fait passer le nombre de consultations prénatales de quatre à huit. Cette augmentation de la fréquence des consultations prénatales dans le système de santé pour les femmes et les adolescentes est associée à une probabilité plus faible de survenue de mortinaissances, car ces consultations vont offrir plus d'occasions de détecter et de prendre en charge d'éventuels problèmes. Le fait de prévoir huit (8) consultations au lieu de (4) quatre permettra à coup sûr de baisser de façon substantielle le taux de mortalité périnatale. Il sied de signaler que, ce nouveau modèle va augmenter le nombre d'examens de la mère et du fœtus afin de détecter des problèmes, va améliorer la communication entre les prestataires de soins et les femmes enceintes et va accroît la probabilité que la grossesse connaisse une issue positive. L'OMS préconise maintenant qu'une première consultation ait lieu au cours des 12 premières semaines de grossesse et que les consultations suivantes soient prévues aux 20e, 26e, 30e, 34e, 36e, 38e, et 40e semaines. Des consultations plus fréquentes et de meilleure qualité pour toutes les femmes au cours de la grossesse faciliteront l'application de mesures préventives et la détection précoce des risques, éviteront autant que possible les complications et permettront de remédier aux inégalités sanitaires. Ces nouvelles lignes directrices de l'OMS donnent des recommandations qui précisent les soins et conseils dont les femmes enceintes devraient bénéficier à chaque consultation dans le système de santé, y compris en ce qui concerne l'alimentation saine et la nutrition optimale, l'exercice physique, la consommation de tabac et l'abus de substances psychoactives, la prévention du paludisme et de l'infection à VIH, les analyses de sang et la vaccination antitétanique, la mesure du fœtus, notamment à l'échographie, et la prise en charge des symptômes physiologiques courants tels que les nausées, les douleurs dorsales et la constipation.

Le paradoxe de la mortalité maternelle au Congo est aussi expliqué par la démographique médicale entendu ici par la partie de la Démographique qui s'en charge de la disponibilité du personnel de santé par rapport à la population à desservir. Dans le domaine des ressources humaines, le gouvernement congolais a recruté et continue à recruter le personnel de santé entant que service social de base. Comme on peut constater, la densité en personnel de santé est forte de façon générale. Le Congo dispose du personnel de santé en nombre assez suffisant. Les jeunes médecins formés à Cuba sont venus renforcer ce nombre. On compte aujourd'hui 1139 médecins, 863 sage-femmes pour ne citer que ceux-là (MSP/DGAR, 2025).

Dans le cadre de la réduction de la mortalité maternelle, le Congo dispose des sage-femmes qui sont pour la grande majorité concentrées dans les hôpitaux de Brazzaville : à Talangai, à Bacongo, à Makélékélé et aussi dans les hôpitaux de Pointe-Noire. Ce désir de travailler en milieu urbain au Congo n'est pas seulement l'apanage des sage-femmes ou du personnel de santé de manière générale, il concerne aussi d'autres secteurs sociaux : le cas de l'enseignement. La concentration des sage-femmes en ville crée une sorte de chômage déguisé autrement dit, il y a des sages- femmes dans les hôpitaux de villes qui ne servent à rien et ne font rien, on peut s'en passer d'elles sans que la qualité de service ne soit impactée. Une volonté politique ferme seule peut résoudre ce déséquilibre car, lors des affections du personnel de santé, il n'est pas rare de voir des injonctions sur le fait que tous les parents bien placés, donc des hauts cadres du pays que, leurs parents restent à Brazzaville, Pointe-Noire ou Dolisie. C'est à partir de là que naît les mariages fictifs, les papiers étant vendus partout et facile de s'en procurer.

A l'inégale répartition du personnel de santé entre les milieux de résidences et les départements qui pourrait être l'une des explications de la mortalité maternelle, il y a lieu de pencher aussi sur la qualité du personnel de santé. Mesurer la qualité du personnel de santé est subjective en l'absence des unités de mesure et des vraies variables d'appréciation (toutes étant qualitatives). On présume que, si, il y a plusieurs femmes qui accouchent auprès d'un personnel de santé « qualifié », cela aura pour conséquence la baisse du taux de mortalité maternelle. Le cas du Congo, on ne cessera de le dire, est paradoxale. La question de la qualité du personnel mérite un examen approfondi de la part des autorités politico-administratives.

Les sage-femmes, les infirmiers et autres sont formés aux Congo dans des écoles Paramédicales et Médico-sociales (EPM/EPMMS) : celles de Pointe-Noire, Dolisie, Kinkala, Brazzaville et Owando, ces écoles sont sous la tutelle du Ministère de l'enseignement technique et professionnel et le Ministère de la Santé n'assure que l'utilisateur du produit fini. L'admission se fait par voie de concours. A l'image du niveau de corruption dans le pays, l'entrée dans ces écoles est aujourd'hui un sujet à débat. Qui est admis ? c'est celui qui a un « poteau », c'est celui qui a donné l'argent. Loin de parler de la méritocratie, on parlera de la médiocrité dans l'admission. Le processus de corruption qui commence dès le concours se poursuit lors des examens pratiques où, chaque examinateur attend son enveloppe pour évaluer. De nos enquêtes de 2024 à l'Ecole de Brazzaville, certains examinateurs aux pratiques exigeaient la somme de 5000 frs Cfa. Comme on ne peut pas faire les choses à moitié, cette corruption va jusqu'aux examens de sortis. D'après tout ce qui vient d'être décrit, quelle peut être la qualité du personnel qui va venir aider celles qui vont accoucher pour la reproduction de l'espèce humaine ? On tombe tous d'accord que, la qualité des produits de cette école pour une bonne partie est bourrée des médiocres. Le taux de mortalité maternelle au Congo est aussi attribué en grande partie à l'incompétence. Les différentes séances de recyclage menées par la Direction Générale de la Population avec l'appui du FNUAP sont entrain de combler petit à petit les lacunes observées. Le projet d'ouverture des écoles paramédicales : la formation des infirmiers, sage-femmes et techniciens de laboratoire à l'enseignement supérieur initié depuis 2018 peine à être mis en place. Pour corriger ces lacunes et donner un nouvel élan aux écoles, les concours d'entrée dans les écoles paramédicales ont été suspendus pour l'année 2024-2025.

3.8.7 La Démographique médicale pour la réduction de la mortalité générale

Le premier fait, qui pose problème à ce nombre élevé des médecins que le pays dispose est, l'inégale répartition sur le territoire national. On peut comprendre que la démographie de

Brazzaville et Pointe-Noire leur donne droit d'avoir un personnel important. Dans la répartition du personnel on ne devrait pas délaisser le milieu rural. La correction de ce déséquilibre permettra au pays de baisser encore de façon remarquable le taux de mortalité générale. En dehors du personnel, l'Etat est entrain de fournir des efforts énormes dans la construction des formations sanitaires dans le pays. En évaluant la densité des personnels de santé au Congo selon la norme OMS, la densité de personnels médicaux est de 23 pour 10000 habitants. Pour les principaux professionnels de soins de santé notamment les médecins et les sage-femmes, le Congo est de nos jours un modèle en Afrique au Sud du Sahara. Les normes OMS étant : pour le ratio Médecin /Population : 1 médecin pour 10000 habitants et pour le ratio Sage-femmes (SF) /Femme en âge de Procréer 15-49 (FAP) : 1 SF pour 3000 FAP.

En 2024, il y avait 1 médecin pour 5393 habitants au Congo et 1 sage-femme pour 1773 femmes en âges de procréer. Cette moyenne nationale est de loin très bas de la norme recommandée par l'OMS et présente des grandes disparités départementales avec 1 médecin pour 12699 dans le département de la Likouala, 1 médecin pour 10382 habitants dans Pool et 1 médecin pour 10107 habitants dans la Bouenza. Ces départements sont au-dessus de la valeur nationale et du seuil de l'OMS, devraient attirer l'attention des autorités dans les affectations. A cela s'ajoute la motivation du personnel de santé dans ces départements. C'est à Brazzaville que la densité est la meilleure dans tout le pays. Elle est de 1 médecin pour 3680 habitants ceci témoigne de la concentration des médecins dans la capitale. Cette concentration est liée au nombre de structure qui existe dans la ville, mais aussi au délaissement des autres localités par les médecins qui pour la plupart évoque les conditions de travail et d'hébergement. Le niveau de paiement des médecins dans la fonction publique au même titre que ceux qui ont le master est l'un des facteurs de démotivation des médecins vers le milieu rural.

La densité sage-femmes et femmes de 15-49 est de 1 sage-femme pour 1773 femmes en âge de procréer au Congo en 2024. Ce rapport est en dessous du seuil décommandé par l'OMS. Dans tous les départements du Congo, les ratios sans en dessous du seuil de recommandation. Ceci montre les efforts que l'Etat a fourni dans le recrutement de ce type du personnel. Il faut noter que ces effectifs ne concernent que ceux recrutés dans la fonction publique. Il reste encore des milliers des sage-femmes qui sont au chômage et attendent leur recrutement. Pour l'année 2024, le gouvernement a recruté encore plus 400 sage-femmes qui vont venir s'ajouter à ces effectifs afin d'améliorer la densité.

Le mérite revient aux gouvernements qui a mis un accent particulier sur la formation des médecins et des sage-femmes, personnels clés dans la réduction de la mortalité générale et maternelle. Les médecins proviennent de FSSA, de Cuba, de la Russie, du Maroc, de la France et de la RDC prioritairement. Dans le cadre du personnel de santé, le Congo dispose actuellement plus de généralistes et accuse de plus en plus d'insuffisance dans les spécialités (tableau 2).

Tableau 0.2: Répartition du personnel de santé par catégorie

Départements	Population en 2023	Femmes en âge de procréer (15-49)	Effectif des médecins	Effectif des sage-femmes	Ratio Population/ Médecins	Ratio Femmes 15-49 ans/Sage-Femmes
Kouilou	97 362	19932	21	22	4636	906
Niari	334 863	75689	60	55	5581	1376
Lekoumou	100 559	21515	22	14	4571	1537
Bouenza	363 850	78585	36	37	10107	2124
Pool	394 532	75441	38	62	10382	1217
Plateaux	283 421	56209	35	27	8098	2082
Cuvette	316 599	73098	56	35	5654	2089
Cuvette ouest	119 328	27757	27	36	4420	771
Sangha	209 701	35944	24	18	8738	1997
Likouala	355 570	75185	28	26	12699	2892
Brazzaville	2 145 783	601214	582	392	3687	1534
Pointe-Noire	1 420 612	389453	210	139	6765	2802
Ensemble	**6 142 180**	**1530022**	**1139**	**863**	**5393**	**1773**

Source : compilation données INS et DGAR, ratio calculé par l'auteur

Avec ces ratios, il est incompréhensible d'avoir les taux de mortalité comme observés plus haut. Le problème pourrait venir du manque des spécialistes, de la qualité de la formation des agents de santé et de la qualité du plateau technique. Avec le rythme annuel de recruter du personnel de santé, en 2025 et 2026, le Congo va disposer les meilleures densités en personnel en Afrique.

3.9 Préparation et Gestion Inadéquates des Epidémies et des Catastrophes

La prévention et la gestion des épidémies, catastrophes et autres urgences de santé sont règlementées par les textes en vigueur. Ces derniers décrivent l'organisation et la mise en œuvre des différentes interventions sur le terrain à différents niveaux (central, départemental et districts sanitaires). La préparation et la riposte font appel à l'intersectorialité (Ministères de l'Intérieur, des Finances, Affaires Sociales, Tourisme, Communication, etc.) ainsi qu'au partenariat bi et multilatéral. Malgré ces dispositions organisationnelles et l'existence d'un plan national de riposte, la récente évaluation de l'OMS, Evaluation externe conjointe (JEE) réalisée en 2018 sur la menace d'importation de la maladie hémorragique à virus Ebola montre que le Congo n'est pas suffisamment préparé. Celle situation est due à : (i) l'insuffisance des textes, (ii) la faible coordination intersectorielle, (iii) la non sécurisation des financements prévus par l'OMS pour les urgences et les catastrophes, (iv) le non pré positionnement des médicaments et intrants, (v) les faibles capacités des laboratoires dans la confirmation des épidémies, (vi) l'inexistence d'un plan intégré de communication, (vii) l'insuffisance des ressources humaines formées à la gestion des épidémies et catastrophes, (viii) la faible implication des communautés et des formations sanitaires privées dans la surveillance intégrée des maladies et la riposte(SIMR) et (ix) l'irrégularité dans la production du bulletin épidémiologique hebdomadaire.

3.9.1 Déterminants de la transition épidémiologique

Les déterminants sociaux ont un lien important avec le bien-être de la population. Il en existe plusieurs, parmi lesquels :

L'éducation : le taux d'alphabétisation des jeunes de 15 à 24 ans était de 83,9% chez les femmes contre 88,8% chez les hommes en 2015. Le taux d'enfants atteignant la dernière classe du primaire (ODD 4.1.1) était de 96,3%.

La consommation d'alcool, de tabac et de drogues : d'après les résultats de l'ECOM de 2015, la proportion de personnes de 15 à 49 ans ayant consommé au moins une boisson alcoolisée durant le mois dernier était de 61,7% chez les hommes et de 47% chez les femmes (MICS 2014-2015). Dans la population âgée de moins de 15 ans, la consommation d'alcool est de 7,7% chez les filles et 14,3% chez les garçons. Par ailleurs, le taux de prévalence du tabagisme dans la population générale est de 8%. La consommation de tabac dans la tranche 15-49 ans est de 2,7% chez les femmes et de 18,7% chez les hommes alors qu'elle est de 4,5% chez les garçons et 0,7% chez les filles8 de 15 ans. Selon la cartographie établie par le CNLS, 432 consommateurs de drogues injectables ont été recensées en 2023 dans cinq localités notamment Brazzaville, Pointe Noire, Dolisie, Pokola et Ouesso. Dans le service de psychiatrie du CHU de Brazzaville en 2023, 5,1% des patients avaient fait usage du cannabis.

L'eau, hygiène et assainissement : la persistance des maladies diarrhéiques demeure un problème de santé publique. Elle s'explique par trois facteurs : (i) l'insuffisance des mesures actuelles de protection de captage, de stockage et de distribution de l'eau. En effet, les sources d'eau améliorées que sont l'eau du robinet est utilisée par 66% des ménages au Congo, les forages/pompes par 17%, les puits et sources protégés par 12% ; (ii) l'insuffisance des structures appropriées de collecte et de traitement des déchets solides et liquides est incriminée dans la genèse de ces maladies ; (iii) le pourcentage des ménages utilisant des installations sanitaires améliorées non partagées est de 23,7% (MICS-2015).

Les menaces que le changement climatique fait peser sur le développement en République du Congo sont faiblement documentées. Les effets du changement climatique qui s'observent au Congo semblent être en rapport avec la modification du calendrier saisonnier dont les conséquences sont la vulnérabilité des zones côtières, la dégradation des sols, les érosions et les inondations consécutives aux crues.

Vaccination : le Programme Elargi de Vaccination (PEV) s'approvisionne à travers un circuit officiel d'approvisionnement et de distribution/collecte qui commence par l'UNICEF et se termine dans les centres fixes de vaccination localisés dans les centres de santé intégrés, en passant par le dépôt du PEV central et les directions départementales de la santé. La vaccination se caractérise par :

Une couverture vaccinale routinière inégale : en fin 2022, seulement 1 district sanitaire sur 5 atteignait 80% de couverture pour le vaccin Penta 3. Des zones comme le Pool, la Bouenza et les Plateaux présentaient des couvertures très faibles (moins de 5% pour certaines campagnes en 2021).

Une part importante des enfants « Zéro Dose » : un nombre important d'enfants n'a jamais reçu de vaccin à hauteur de 17% (rapport évaluation PEV,2021), les exposant à des maladies évitables.

Un calendrier vaccinal au profit du milieu urbain : la vaccination est gratuite pour les enfants de 0 à 18 mois et les femmes enceintes dans les centres de santé. Ceux de cette tranche d'âge du milieu rural éprouve des difficultés d'accès. Des initiatives majeures, comme la vaccination contre la fièvre jaune, visent à vacciner plus de 4 millions de personnes ont porté leur fruit.

Au niveau de surveillance : le suivi se fait via le bulletin national de l'information sanitaire, avec des analyses sur la complétude des données, qui atteignait près de 70% fin 2022. Ceci présente une limite énorme dans l'appréciation des résultats encore mitigés. Les efforts récents, notamment avec l'appui de Gavi, se concentrent sur la réduction du nombre d'enfants non vaccinés.

En conclusion, la transition épidémiologique au Congo se caractérise par un modèle « retardé » et « polarisé », où la lutte contre les maladies infectieuses n'est pas achevée alors que les maladies chroniques explosent déjà. Si, la mortalité générale et infantile montre une tendance à la baisse depuis 1974, ce rythme demeure trop lent pour répondre efficacement aux défis de développement. Les disparités entre les zones urbaines et rurales, ainsi que les lacunes persistantes dans l'enregistrement de la mortalité des adultes et de la mortalité maternelle, soulignent l'urgence d'adapter les politiques de santé publique. La réussite de cette transition repose désormais sur la capacité de l'Etat à intégrer pleinement les variables démographiques dans ses stratégies de développement national. Un accent particulier doit être mit sur la production des statistiques des maladies sous surveillance épidémiologique.

CHAPITRE II : LES TENDANCES DE LA TRANSITION ÉPIDÉMIOLOGIQUE AU CONGO

Le profil épidémiologique du Congo tel que décrit dans les annuaires statistiques 2018 et 2020 est caractérisé par la persistance des maladies transmissibles y compris les maladies tropicales négligées, l'augmentation de l'incidence des maladies non transmissibles et les problèmes nutritionnels. Parmi les maladies transmissibles, le paludisme représente la première cause de morbidité et de mortalité. La tuberculose reste une préoccupation surtout avec l'apparition des cas de multi résistance et la coïnfection tuberculose/sida. Elle est la principale cause de décès chez les personnes vivant avec le VIH. Les maladies tropicales négligées, comme le trachome, la filariose lymphatique, la schistosomiase, la trypanosomiase humaine africaine et l'onchocercose sont encore fréquentes. Les maladies non transmissibles, les plus fréquentes au Congo sont : l'hypertension artérielle, le diabète, les accidents vasculaires cérébraux (AVC) et les maladies cardiaques ischémiques. Par ailleurs la santé mentale et oculaire ainsi que les accidents de la voie restent des préoccupations importantes au Congo. Quant à la malnutrition, elle constitue un problème majeur de santé publique dans le pays. Le présent chapitre décrit les niveaux et tendances de la transition épidémiologique au Congo.

3.10 .NIVEAUX ET TENDANCES DE CERTAINES MALADIES

La mortalité et la morbidité liées aux maladies transmissibles et non transmissibles sont encore élevées au Congo avec des conséquences socio-économiques importantes. L'objectif du gouvernement assigné aux différents du programme est de réduire la prévalence des maladies transmissibles et des maladies non transmissibles. Une question reste à chaque fois en suspension, **de quoi souffrent les congolais ?**

Bien que la mortalité soit en baisse, la question suivante mérite d'être posé, les congolais souffrent plus de quoi ? meurent véritablement de quoi ? la réponse à cette question aide le ministère de la santé et de la population a élaborée des politiques de santé ciblées. Les causes de mortalités au Congo sont mal connues. Dans le domaine de la classification universelle des maladies et des causes de décès instaurés par l'OMS qui est la CIM-11, certains pays, il y a lieu de le rappeler comme la Namibie, le Malawi et autres font des autopsies dites « pratiques » et systématiques. Cette façon de faire, donne des résultats plus fiables qui orientent bien le politique dans sa prise de décisions éclairées. Au Congo, jusqu'à ce jour, l'autopsie pratiquée reste celle dite « autopsie verbale ». On n'est encore loin de répondre aux questions sur les causes de la survenance des décès. On n'est pas en mesure aujourd'hui de faire la hiérarchisation des décès par cause de maladie car, les statistiques sanitaires sur les pathologies souffrent de plusieurs lacunes : mauvais renseignements sur les registres de consultations, la non exhaustivité etc. Dans le cadre de la lutte contre la maladie, le gouvernement a mis en place 14 (quatorze) programmes. L'idée globale étant de mettre un accent particulier sur les principales pathologies de tableau épidémiologique nationale et d'en éradiqué afin de vivre une transition épidémiologique.

3.11 . PROFIL EPIDEMIOLOGIQUE

D'après les données de l'évaluation PNDS 2018-2022, le profil épidémiologique du pays est caractérisé par des niveaux encore élevés des taux de morbidité et de mortalité dont les principales causes sont :

pour les maladies transmissibles : (i) le paludisme qui constitue la première cause des consultations (54%), d'hospitalisation (40 %) et de mortalité (42%), (ii) la tuberculose dont l'incidence est de 379 pour 100.000 habitants, (iii) le VIH/SIDA avec une séroprévalence dans la population générale de 3,2% et des disparités d'un département à l'autre, oscillant entre 1,5% et 4,8%, (iv) les infections sexuellement transmissibles et (v) les maladies diarrhéiques représentant 17,4% auprès des enfants de moins de 5 ans.

Pour les maladies non transmissibles : (i) l'HTA avec une fréquence hospitalière de 55,8% chez les sujets âgés de 37 à 73 ans ; (ii) les accidents vasculaires cérébraux avec une prévalence de 40% au CHU de Brazzaville et à l'hôpital général de Loandjili en 2017 ; (iii) le diabète avec 946 cas rapportés au CHU en 2022.

3.11.1.Un double fardeau sanitaire

Le Congo, à l'instar de nombreux pays d'Afrique subsaharienne, se trouve face à une situation de « double fardeau ». Historiquement, le système de santé s'est construit autour de la lutte contre les maladies infectieuses, parasitaires et nutritionnelles (paludisme, tuberculose, VIH/Sida). Le système de santé congolais, initialement calibré pour des interventions aiguës (guérir une infection), doit désormais se réinventer pour gérer le long cours (soigner une maladie chronique sur 20 ou 30 ans). La transition n'est pas uniforme. Il existe un décalage marqué entre les zones urbaines, où les MNT explosent, et les zones rurales, où les maladies infectieuses et la mortalité infantile subsistent des défis majeurs.

Cependant, on observe aujourd'hui une émergence fulgurante de maladies non transmissibles (MNT) telles que :

- L'hypertension artérielle et les accidents vasculaires cérébraux (AVC).
- Le diabète de type 2.
- Les cancers et les maladies respiratoires chroniques.

Plusieurs facteurs structurels expliquent cette mutation profonde au sein de la société congolaise :

L'urbanisation galopante : Brazzaville et Pointe-Noire concentre l'essentiel de la population soit 52,8% au RGPH-5. Cette vie citadine modifie radicalement les modes de vie (sédentarité, pollution atmosphérique engendrant ainsi diverses pathologies.

La transition nutritionnelle : On observe un abandon progressif du régime alimentaire traditionnel au profit d'aliments transformés, riches en graisses, en sel et en sucres raffinés.

Le vieillissement de la population : Grâce aux progrès de la médecine de base, l'espérance de vie progresse légèrement, exposant davantage la population aux maladies dégénératives liées à l'âge.

3.12 .TRANSITION EPIDEMIOLOGIQUE

Confrontation du modèle d'Omran à la réalité congolaise

3.12.1 .Analyse statistique : le Congo face aux prédictions

Selon le modèle d'Omran, la transition se traduit par un basculement des courbes de mortalité. Au Congo, les statistiques montrent un phénomène de chevauchement épidémiologique. D'après les prédictions d'Omran, pour une transition, il faut qu'on observe une baisse drastique de la mortalité infantile (maladies infectieuses) avant la montée des maladies dégénératives. En se référant à la réalité congolaise, si la mortalité infanto-juvénile a baissé (passant d'environ 115‰ en 1990 à près de 45‰ aujourd'hui), les maladies infectieuses comme le paludisme restent la première cause de consultation. Parallèlement, la prévalence de l'hypertension artérielle en zone urbaine atteint désormais des sommets (estimée entre 30% et 40% de la population adulte selon les données consignées dans le DHIS-2 en 2025), confirmant une entrée brutale dans le troisième stade d'Omran sans avoir quitté le premier.

3.12.2 .L'urbanisation de Brazzaville comme moteur de la transition

L'urbanisation au Congo et particulièrement à Brazzaville, ne s'accompagne pas toujours d'un niveau de vie, créant un environnement pathogène spécifique dont les principaux éléments sont :

Modification de l'activité physique : Le passage de l'agriculture de subsistance aux métiers de services ou au secteur informel à Brazzaville favorise la sédentarité. Malgré l'instauration d'une journée nationale pour la pratique du sport. Rares sont des congolais qui se donnent à l'exercice.

L'environnement alimentaire : la capitale est le théâtre d'une occidentalisation des repas. La disponibilité de produits importés bon marché (huiles végétales raffinées, sodas, cubes de bouillon hyper-salés, cuisse de poulet, queue de porc etc.) supplante les produits forestiers et vivriers.

Le stress urbain : l'insécurité foncière, les nuisances sonores et la densité de population dans des quartiers comme Talangaï ou Bacongo génèrent un stress chronique, facteur aggravant des maladies cardiovasculaires. Malgré un arsenal juridique conséquent sur les nuisances sonores, tout se passe comme si, aucune loi n'existait. Les veillées de prière, les veillées mortuaires sont des preuves palpables.

Les limites du modèle d'Omran : l'ère des incertitudes

Le modèle de 1983, bien que visionnaire, peine à expliquer la complexité sanitaire actuelle du Congo pour trois raisons majeures :

Le retour des maladies infectieuses (Emergence et Réémergence) : Omran prévoyait la disparition quasi-totale des épidémies. Or, le Congo reste un « hotspot » pour des zoonoses comme Ebola ou le Mpox, sans oublier l'impact disruptif de la COVID-19. Ces crises récurrentes "cassent" la linéarité de la transition.

La polarisation épidémiologique : le modèle d'Omran est très global. Au Congo, on observe une fracture nette : une transition "terminée" pour les classes aisées de la capitale et une "stagnation" dans le stade des pestilences pour les zones enclavées de la Likouala ou de la Cuvette.

L'influence du changement climatique : ce facteur, absent des travaux de 1983, redessine la carte des maladies (extension des zones de paludisme, choléra lié aux inondations à Brazzaville), perturbant le passage vers l'âge des maladies dégénératives.

3.13 .ANALYSE DES MALADIES TRANSMISSIBLES

3.13.1 .Le Paludisme

Le paludisme demeure une préoccupation majeure de santé publique et l'une des premières causes de morbi-mortalité en République du Congo. Le vecteur le plus fréquemment observé est Anophele gambiae (90%). La principale espèce plasmodiale rencontrée sur l'ensemble du territoire est Plasmodium falciparum. Comme dans plusieurs autres pays où sévit cette maladie, toutes les couches de la population sont exposées, notamment les enfants de moins de cinq ans et les femmes enceintes considérées comme les plus vulnérables.

Selon le Rapport du Programme national de lutte contre le paludisme (PNLP) de 2023, le paludisme demeure la première cause des consultations avec une fréquence de 71 % contre 63% en 2015. Il est responsable de 56 % d'hospitalisations et de 42 % de mortalité en 2023. Si, après 65 ans d'intendance, le paludisme demeure la première cause d'hospitalisation c'est parce que les actions de la lutte contre cette maladie sans rester les mêmes : distribution de la moustiquaire imprégnée d'insecticide à longue durée d'action (MILDA). D'après les évaluations des compagnes de distributions des MILDA 2020 et 2023, il est apparu que 75,3% des ménages congolais disposent d'une MILDA et 97,8% des ménages utilisent. Le gouvernement vient d'élaborer un nouveau plan stratégique, qui couvre la période 2023-2027. Le but de ce plan est de contribuer à l'amélioration du niveau de santé de la population congolaise par la réduction du fardeau humain et socio-économique dû au paludisme. Ce nouveau plan vise à réduire la morbidité proportionnelle et la mortalité liée au paludisme. Il s'agira spécifiquement, d'ici fin 2027, de : i) réduire de 78% (de 54% à 10,5%) la morbidité liée au paludisme de la population générale par rapport aux données de 2015 ; ii) réduire de 78% (de 41% à 9,02%) la mortalité liée au paludisme par rapport aux données de 2015 ; iii) renforcer la surveillance épidémiologique et entomologique ; iv) renforcer les capacités managériales du PNLP. Tenant compte de l'importance de cette maladie, d'ici à 2027, au-delà des actions prévues dans le plan, l'accent devrait être mis sur la prévention, par l'élimination des gites larvaires. La stratégie du PNLP de décerner un prix à une autorité qui s'investit dans la lutte contre l'insalubrité par ricochet le paludisme doit s'intensifier. Le gouvernement devrait rendre effective la gratuité du traitement dans les FOSA publiques. Ici, il est question d'interpeller les acteurs de santé sur les actes d'antivaleurs de détournement des médicaments dédiés à la gratuité. Car, comme on peut le constater (Figure 4), sur 34,4% de cas de paludisme notifiés chez les enfants de moins de 5 ans dans le département des Plateaux, seuls 3,1% de cas ont pris un antipaludique. Si, on considère la mesure gouvernementale de la gratuité, on peut se poser la question de savoir pourquoi seulement 3,1% ? Est-ce que les médicaments sont disponibles ? parfois pas, car, on sait bien comment l'Etat peine à subventionner les médicaments après les crises financières à répétition dont il faut ajouter celle de 2024. Dans le cadre du recouvrement des coûts, les formations sanitaires sont bien obligées de vendre les médicaments aux enfants de moins de 5 ans. Cette pratique est générale et se fait voir à partir de la différence entre les cas et ceux ayant pris un antipaludique. Dans tous les départements du Congo, la charge de morbidité liée au paludisme est perspective. La lutte contre le paludisme par la réduction de son taux de morbidité va contribuer à la réduction de la mortalité générale de façon très significative. Au-delà de la gratuité qui éprouve d'énormes difficultés, le Congo devrait s'inspirer des pays comme le Rwanda et le Cap-Vert pour leur prouesse dans la lutte contre le paludisme. À cet effet, l'Etat doit favoriser et promouvoir la recherche sur la fabrication des médicaments au niveau local. Donner plus de moyens à la pharmacopée et aussi mobiliser les forces de l'ordre et de sécurité dans les actions d'assainissement. Un accent particulier doit être mis sur la ville de Pointe-Noire par rapport aux autres villes du pays par le nombre de cas de paludisme.

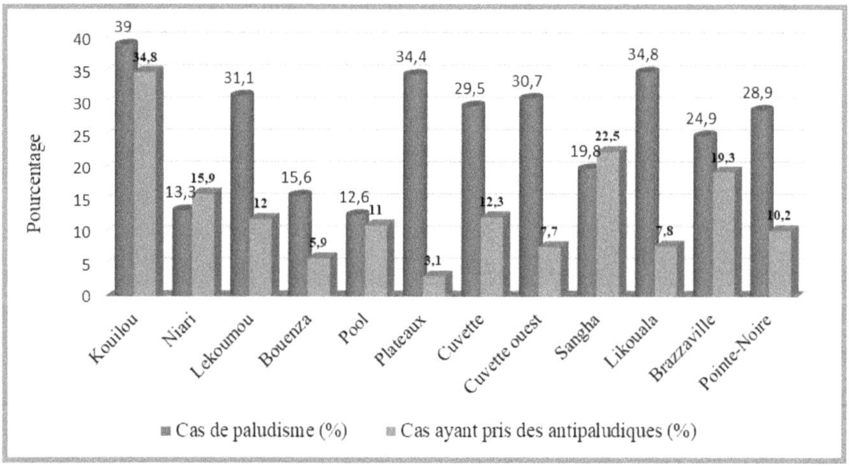

Figure 4:proportion (%) des cas de paludisme chez des enfants de moins de 5 ans

Source : EDS,2011-2012

Le diagnostic et le traitement précoces du paludisme réduisent la morbidité et préviennent la mortalité palustre. L'OMS recommande que, dans tous les cas présumés, le paludisme soit confirmé par un diagnostic basé sur la recherche des plasmodies (par microscopie ou test diagnostique rapide). De l'analyse faite, en 2024, une part importante des chefs de ménages procèdes directement à l'automédication du fait qu'ils soupçonnent et assimilent toutes les fièvres au paludisme. Certains vont jusqu'à répéter les mêmes ordonnances en cas de récidive sans la consultation d'un médecin. De plus en plus, les experts du PNLP, à travers des enquêtes faiblement représentatives, constatent des résistances aux antipaludiques.

Au cours des dix dernières années, une résistance partielle à la combinaison thérapeutique à base d'artémisinine (CTA) est venue menacer les efforts de lutte contre la maladie au Congo d'après l'analyse réalisée par les experts du PNLP. L'OMS est très préoccupée par ces informations faisant état d'une résistance partielle à l'artémisinine en Afrique, qui a été confirmée en Érythrée, en Ouganda, au Rwanda, et dernièrement en République-Unie de Tanzanie. Il revient donc au gouvernement avec la nouvelle politique des Laboratoires mettre aux normes ces instruments de recherche afin de permettre aux experts nationaux de faire un suivi régulier de l'efficacité des antipaludiques pour orienter les politiques thérapeutiques et assurer une détection précoce de la résistance aux antipaludiques et une intervention rapide. La construction de l'antenne du Laboratoire à Pointe-Noire, la réhabilitation du Laboratoire National de Santé Publique à Brazzaville par la Banque Mondiale augure des meilleurs lendemains pour le Congo.

3.13.2 .Le VIH/SIDA

En République du Congo, la gravité de la situation du VIH particulièrement chez les femmes enceintes, chez les nourrissons et chez les jeunes et adolescents mérite une attention particulière. Le taux de prévalence à l'Enquête de Séroprévalence et sur les Indicateurs du SIDA au Congo (ESISC-1) de 2009 était de 3 ,2% au niveau national, ce qui faisait du Congo, un pays à épidémie généralisée. Ce taux varie selon le milieu de résidence car, il est de 2,5 % en milieu rural contre 3,3% en milieu urbain avec une féminisation de l'épidémie au niveau national, urbain et rural. En 2024, les chiffres révélés lors de la célébration de la journée mondiale de lutte contre le sida sur le thème « Confier le leadership aux communautés », font état de 140 000 personnes touchées au Congo par le VIH, soit un taux de prévalence estimé à 4,1%. Ces statistiques qui donnent des larmes aux yeux et qui ont étonné plus d'un observateur surtout les statisticiens et les démographes du Congo, ne sont l'œuvre d'une enquête mais plutôt les estimations de l'ONUSIDA incorporées dans le logiciel de projection Spectrum. Or, ce logiciel donne les indicateurs liés aux paramètres d'entrée qui, dans le cas de 2024 sont ceux de 2009 projetons la période 2003 à 2009 où, le taux de prévalence était en augmentation. Les limites d'un tel exercice c'est de faire croire aux populations que la situation est alarmante alors qu'on réalité ce n'est pas le cas. Cela ne veut pas dire, qu'on minimise la situation si, on sait que l'Etat congolais lors des différentes crises : sanitaire de 2019, économique 2020, 2021 et 2024, a délaissé le secteur de la lutte contre le SIDA. Les fonds alloués à lutte contre le sida actuellement sont les prêts du Fond mondial. Ces fonds, faut-il le rappeler, éprouvent des limites parce que, ne pouvant financer certains aspects jugés importants dans la lutte : émissions, compagnes de sensibilisation, l'élaboration des affiches et autres. Ils concernent plus l'achat des médicaments.

Les résultats qui méritent que le gouvernement puisse accroitre les financements sont ceux de la méconnaissance du statut. On estime à 31% des personnes atteintes de la maladie qui ne connaissent pas leur état sérologique d'après l'enquête sur le Stigma de l'ONUSIDA, 2015. Beaucoup se cachent, par peur ou par honte. Certaines sont même rejetées par leurs proches, exclues de leur communauté. Le Congo n'étant pas encore sortie de l'auberge à l'image des pays comme le Sénégal avec un taux de prévalence dont Sptrum estime à 1,4%, ne devrait surtout pas baisser la garde.

De l'analyse de classification automatique à partir de base de données de l'enquête sur l'index du stigma de 2015 réalisée par l'ONUSIDA en collaboration avec Réseau National des Associations des Positifs du Congo (RENAPC), il est ressorti les aspects suivant : environ 54% des individus âgés de 15 à 49 ans séropositifs ont un niveau d'instruction secondaire en milieu rural contre 67 % en milieu urbain. En milieu rural congolais, 23% des séropositifs sont issus des églises de réveils et 22% sont protestants, par contre en milieu urbain, la religion catholique présente 37 % et 29 % pour les églises de réveil. Seuls les individus âgés de 25 à 29 ans (25%) et ceux de 30 à 34 ans (17%) ont des proportions élevées en milieu urbain alors qu'en milieu rural, c'est la tranche d'âge 30 à 34 ans (20%) et ceux de 40 à 44 ans (18%). En examinant le quintile du bien-être, on voit que 38% des séropositifs en milieu urbain sont très riche contre 15 % des pauvres, en milieu rural 51% sont très pauvre et 2% sont riches, 30% sont des célibataires en milieu urbain, 48% sont en union libre en milieu rural.

L'engagement pris par le gouvernement du Congo en vue d'atteindre les objectifs 90-90-90 et de mettre fin au SIDA d'ici 2030 a permis d'élaborer des plans. Parmi ceux-ci, le plan d'accélération de l'atteinte des cibles vers 90-90-90 pour la période 2019-2020, le cadre stratégique national de lutte contre le SIDA et les infections sexuellement transmissibles

2019-2020 et le plan stratégique national de prévention du VIH chez les adolescents et jeunes pour la période 2020-2024.Ces documents qui sont déjà obsolète pour une grande partie sans en phase d'actualisation avec le fond mondial. Selon les estimations de l'ONUSIDA à partir du Spectrum 2024, la prévalence du VIH est estimée à 3,8% parmi les adultes de 15 à 49 ans en république du Congo. Elle est plus élevée chez les femmes (5,64%) que chez les hommes (2,08%). La situation par tranche d'âge de 15 à 24 ans indique que les filles sont plus infectées (3,3%) que les garçons (0,7%). Ces estimations montrent une augmentation de 10% du nombre de d'adultes vivant avec le VIH au cours des 06 dernières années. Le nombre de personnes vivant avec le VIH est passé de 110000 patients en 2017 à 144 000 patients en fin 2023. Les principales données obtenues en fin 2023 sont contenues dans le tableau 3 ci-dessous. En l'absence d'une enquête d'envergure nationale sur le Sida, les sources actuelles sont soient vielles loin de la réalité, soient des estimations d'un logiciel qui suit un modèle purement géométrique. En 2024, une tentative de réalisation de l'enquête nationale sur le SIDA a commencé, les appels aux recrutements ont été lancé, le processus s'est arrêté par manque de financement.

Tableau 0.3: Principaux indicateurs VIH/SIDA en 2024

N°	Indicateurs	Données
1.	Taux de prévalence générale	**4,1%**
2.	Prévalence du VIH chez les adultes de 15 à 49 ans	3,8%
3.	Prévalence du VIH Femmes âgées de 15 à 49 ans	5,6%
4.	Prévalence du VIH Hommes de 15 à 49 ans	2,1%
5.	Prévalence du VIH chez les 15-24 ans	2,0%
6.	Prévalence du VIH chez les jeunes femmes (15-24 ans)	3,3%
7.	Prévalence du VIH chez les jeunes hommes (15-24 ans)	0,7%
8.	Nombre total de PVVIH	140 000
9.	Nombre total de PVVIH (femmes)	96600
10.	Nombre total de PVVIH (hommes)	43 400
11.	Nombre d'adultes de 15 ans et plus vivant avec le VIH	150 000
12.	Nombre de femmes âgées de 15 ans et plus vivant avec le VIH	87 000
13.	Nombre d'hommes de 15 ans et plus vivant avec le VIH	39000
14.	Nombre d'enfants de 0 à 14 ans vivant avec le VIH	14 000

Source : sortie directe de Spectrum par l'auteur, 2024

3.13.3 .La tuberculose (tb) et co-infection TB/VIH

Le Congo fait partie des 30 pays présentent la plus forte charge de la maladie TB et de la TB/VIH. Il est dépourvu de système de surveillance remplissant les conditions de mesure directe de l'incidence à partir des données du pays. De ce fait, l'incidence de la TB dans ce pays est généralement estimée par l'OMS par des méthodes combinant l'utilisation des données de notification et l'opinion d'experts sur le sous-diagnostic et la sous-déclaration dans le pays. La L'élimination de la tuberculose d'ici 2030 est l'une des priorités de la santé mondiale, comme le prévoient les ODD ainsi que la stratégie « End TB » de l'OMS entérinée en 2018. La tuberculose (TB) demeure un problème majeur de santé publique pour le pays. En 2021, l'OMS estimait le taux d'incidence à 370 cas pour 100 000 habitants, au-dessus de la moyenne africaine (237 cas pour 100 000 habitants) et mondiale (133 cas pour 100 000 habitants). Au cours de cette même année, 11980 nouveaux cas et rechutes de tuberculose (toutes formes) ont été déclarés par le Programme National de Lutte contre la Tuberculose (PNLT). La mortalité, toutes formes confondues, est également élevée, soit 54 pour 100 000 habitants pour les patients TB-HIV négatifs et 45 pour 100 000 habitants pour les patients TB-HIV positifs. Sur les 4 dernières années, l'évolution de la mortalité se traduit par une baisse entre 2017 et 2019, suivie d'une hausse en 2020 à cause de la pandémie de Covid-19 puis enfin d'une régression du nombre de décès à 54 cas (30-85) pour 100 000 habitants en 2023 (PNDS-2023-2026). Le taux de mortalité est resté stable entre 2013 et 2017 Chez les co-infectés TB/VIH avant de baisser régulièrement jusqu'en 2019. Tout comme chez les tuberculeux indemnes de VIH, le taux de mortalité chez les TB/VIH a connu une hausse en 2020 avant d'amorcer une tendance à la baisse en 2021 pour s'établir à 45 (22-75) cas de décès pour 100.000 habitants. En 2023, le taux d'incidence de la TB au Congo est estimé par l'OMS à 380 (231-542) cas pour 100 000 habitants, et n'a pas connu grande variation depuis l'année 2005. Ce taux a augmenté de 5% en 2023 par rapport à son niveau de 2005. Le système de surveillance du Congo a notifié 10460 nouveaux cas et rechutes de TB en 2023 tandis que l'incidence estimée était de 24000 (Figure 5).

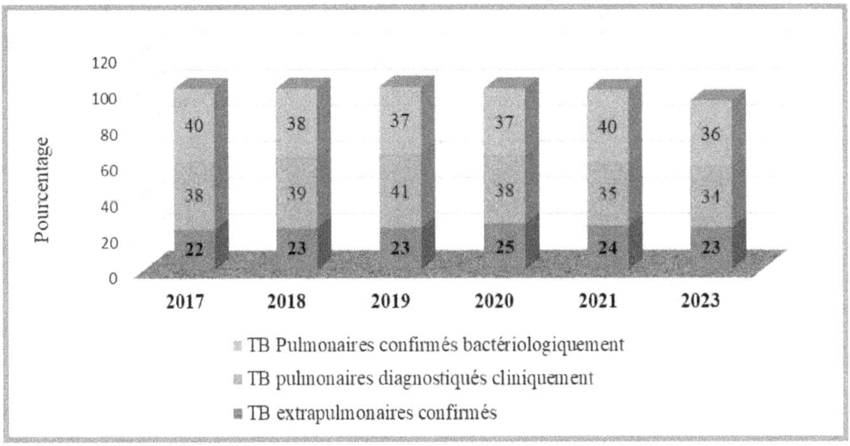

Figure 5:Formes cliniques des nouveaux cas et rechutes de TB, Congo, 2017-2023

Source : OMS et PNDS-2023-2026

La détection des cas de tuberculose n'est pas optimale car, 50% des cas incidents ne sont pas diagnostiqués et mis sous traitement. L'insuffisance du dépistage de la tuberculose est liée au diagnostic hypercentralisé, à l'absence d'intégration des activités de dépistage dans les établissements de soins du secteur public, et à la faiblesse des stratégies spécifiques de screening chez les populations clés et vulnérables, notamment les enfants, les personnes vivant avec le VIH, les détenus, les migrants et réfugiés, les groupes autochtones. Des efforts ont été faits pour instaures des guichets uniques TB/VIH. Cependant, les activités de collaboration TB-VIH sont encore très faibles par le manque d'esprit d'équipe entre les animateurs de programmes. Le financement du fond mondial qui concerne les deux maladies est une opportunité de collaboration pour maximiser les résultats. Ici, la décentralisation du diagnostic de la tuberculose devrait impérativement intégrer les diagnostics VIH. Il faut pour le pays de former des cadres, les doter des consommables nécessaires pour les deux maladies. En effet, la couverture du dépistage du VIH chez les patients TB au Congo reste faible depuis 5 ans et inférieure à 30% et seulement 37% des co-infectés sont mis sous ARV (OMS-2024). L'élaboration des stratégies communes apparait aussi importante pour les deux programmes. Ceci fera que la détection et la prise en charge se fasse à temps, ce qui va jouer sur la baisse de la mortalité générale du pays.

3.13.4 .Les hépatites virales

La stratégie mondiale de l'OMS concernant l'hépatite virale prévoit l'élimination de l'hépatite d'ici 2030 (définie comme une réduction de 90 % des nouveaux cas et de 65 % des décès). En République du Congo, près de 4200 personnes souffrent de l'hépatite d'après les données de l'OMS en 2023. Le rapport du Ministère de la Santé et de la population de 2016 et les résultats de l'évaluation du PNDS-2018-2022 estiment à plus 85% des personnes atteintes d'hépatite virale qui sont encore ignorant et révèlent de même, des prévalences de l'hépatite B et C respectivement de 8,3% et de 2,3% respectivement. Les données sur les hépatites sont très sous-estimées en République du Congo. En effet, peu de structures sanitaires font les tests de diagnostic pour la prise en charge des hépatites B et C. Les données du Programme national de lutte contre les hépatites montrent qu'en 2022, sur 2635 tests biologiques effectués chez les donneurs de sang par marqueurs viraux, 200 cas se sont révélés positifs dont 198 cas 7,51% d'hépatite B et 52 cas soit 1,97% pour l'hépatite C. Ainsi, des résultats de la notification des cas enregistrés par le programme national dans cinq département (Figure 6), on remarque que, les cas de l'hépatite B ont été les plus reporté. Le Programme n'ayant pas les moyens de créer un système de notification directe avec les structures de santé, passe par des collectes lors des supervisions à des intervalles irréguliers, les données du DIHS2 sont encore loin de combler les attentes en termes de taux de couverture et de la promptitude. Dans le cadre de l'actualisation au quotidien du profil épidémiologique national avec des données factuelles, il est important que ce programme dispose en son sein, un informaticien, un statisticien ou un démographe. Ce personnel associé aux cadres de santé publique en nombre insuffisant, pourra booster les mécanismes de collecte qui vont s'inscrire dans le cadre du sinistre sans créer un système parallèle. Le manque de données fiables, sous-estime l'ampleur de cette maladie qui à en croire les spécialistes de la maladie, fait des ravages dans notre pays.

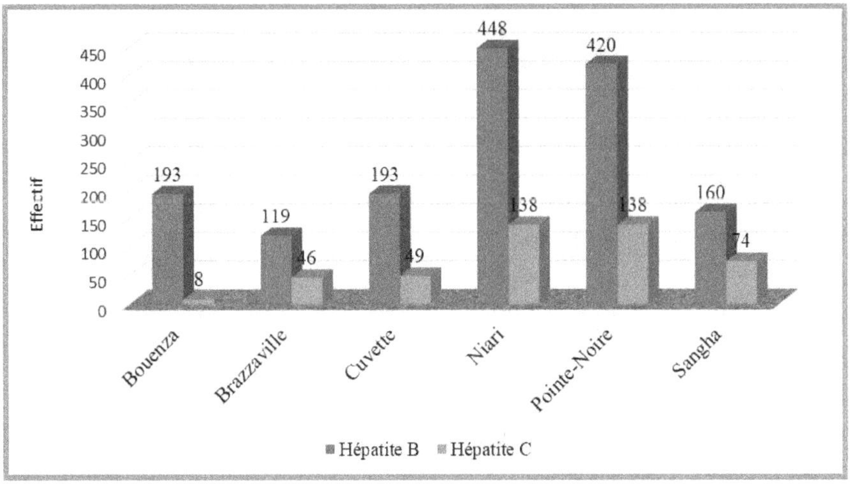

Figure 6:Nombre de cas d'hépatites B et C dans 5 départements du Congo

Source : PNDS, 2023-2026

3.14 .ANALYSE DES MALADIES NON TRANSMISSIBLES

La cible 3.4 de l'ODD n°3, stipule que d'ici 2030, il faut réduire d'un tiers, par la prévention et le traitement, le taux de mortalité prématurée due à des maladies non transmissibles et promouvoir la santé mentale et le bien-être. Les maladies non transmissibles (MNT) sont des affections chroniques qui, en l'absence de diagnostic rapide et de prise en charge précoce, provoquent une hausse des taux de morbidité et de mortalité dans les populations humaines. En Afrique, la mortalité liée aux maladies non transmissibles augmente au fil des ans à tel point que la part de ces maladies dans l'ensemble des décès est passée de 37,1 % en 2019 à 43,6 % en 2023 (OMS-2024). La principale cause étant la faible capacité de diagnostic précoce et de prise en charge de manière équitable. Au Congo, les données de la revue du PNDS ont montré que 70% des MNT, comme les maladies cardiovasculaires, l'insuffisance rénale, l'hypertension artérielle, les cancers, l'asthme et autres ne sont pas diagnostiquées. Au niveau des centres de santés intégrés, leur prise en charge est presque inexistante alors qu'on estime que, plus de 40% de la population adulte est hypertendue et 7 % diabétique.

La montée des maladies chroniques se fait à un rythme inquiétant en République du Congo, du fait de la prolifération des facteurs de risque tels que les émissions des particules fines de monoxyde de carbone par les vieux véhicules, le stress, la consommation d'alcool, de tabac, des aliments sucrés et salés etc. Ces maladies qu'on qualifient des nouvelles maladies émergentes prennent de l'ampleur dans un contexte d'insuffisance des stratégies et structures de prévention primaire et d'offre de soins adaptés à ces maladies dont la prise en charge est longue. Si, les tendances actuelles ne sont pas rapidement corrigées, les ODD d'ici 2030 ne seront pas atteints.

3.14.1 .Maladies cardiovasculaires

Les données actualisées sur ces maladies datent de 2016 lors de l'enquête sur la santé des personnes âgées menée dans les douze (12) départements du pays. Ce rapport a mis en évidence une prévalence globale de l'hypertension artérielle de 71,6% au sein de la population de 60 et plus. Près de 24 % des personnes âgées ignoraient être victimes de cette maladie chronique. Les données hospitalières de 2023, montre que HTA touche également des jeunes de 19 à 35 ans à hauteur de 21% des cas reçus en hospitalisation ou en ambulatoire. Les statistiques sanitaires du Congo consignées dans les annuaires statistiques 2017 et 2018 ont rapporté 1841 cas d'HTA en 2017 et 2356 cas d'HTA en 2018. Les données du CHU de Brazzaville révèlent que la plupart des cas d'insuffisance cardiaque reçus en 2017, avaient comme cause principale l'HTA. Dans ce même registre, on note des taux élevés d'AVC qui constituent la première cause d'hospitalisation dans les services de neurologie, de réanimation, de cardiologie et de médecine interne au Congo avec une fréquence de 42% entre 2016 et 2017 au CHU de Brazzaville et 17,6 % à l'hôpital de Loandjili de Pointe-Noire. La fréquence d'hospitalisation pour AVC était de 61% chez les hommes et 39% chez les femmes. Le phénomène de précocité d'AVC est très préoccupant en République du Congo de nos jours. Jadis attribué à une maladie des personnes âgées, il n'est pas rare de voir des jeunes en souffrent. Les données du CHUB de 2023 sont très alarmant et méritent une attention toute particulière car, près de 60 % des cas étaient des individus dans l'âge varie entre 20 et 60 ans avec une létalité de 33,1%. Les années 2024, 2025 et 2026 étant les années de la jeunesse, la question de cette couche ne devrait pas se limiter qu'à la création des emplois, mais surtout à la sensibilisation sur les facteurs de risque afin de disposer des jeunes en bonne santé pour occuper les emplois qui seront créés.

3.14.2 .Le diabète

Les données de l'annuaire statistique sanitaire 2021-2022 montrent qu'il y a eu 572000 cas de diabète, au niveau national. Quand, on rapporte cet effectif à la population générale estimé par l'Institut National de la Statistique, on évalue à une prévalence de 11% de l'ensemble de la population congolaise. Dans un contexte où les médicaments et autres produits nécessaires à la prise en charge de cette maladie ne sont pas toujours disponibles au niveau national. Une stratégie efficace doit être élaboré en diversifiant l'implantation des centres de prise en charge un peu partout dans le pays. Tenant compte de l'insuffisance des structures publiques dans les département pour prendre en charge les cas, par manque de médecins spécialistes et des plateaux techniques adéquats, l'Etat devrait faciliter et encourager le secteur privé de la santé à y investir également. Au niveau national, la demande est forte mais, l'offre est insuffisante. Dans un passé récent, le diabète de type 2 était considéré comme une maladie des adultes. Aujourd'hui, en l'absence de la mise en œuvre des stratégies de prévention et de promotion de la santé en faveur des jeunes, on observe un rajeunissement du profil des sujets diabétiques en République du Congo avec des cas très jeunes de diabète de type 2. En effet, les données du CHU de Brazzaville de 2023, montrent une prévalence de 5,2% chez les jeunes dont l'âge moyen est de 19 ans concernés par le diabète de type 2. Ce rapport montre que, le diabète constitue la première cause d'insuffisance rénale au Congo avec 48% des cas observés chez les sujets diabétiques. Les complications du diabète notifiées dans le rapport du CHUB sont essentiellement : l'acidocétose (58,2%), le pied diabétique (18,0%), l'hypoglycémie (9,6%), les abcès/infections cutanées (9,7%) et la gangrène gazeuse (4,6%).

3.14.3 .Les cancers

Dans le cadre de la lutte contre le cancer, l'une des affections que le Congo évacue le plus du fait que la probabilité de décéder est très élevé, le gouvernement a jugé important de créer le Programme National de Lutte contre le Cancer (PNLC) par décret n°2019-228 du 15 août 2019. Ce programme a officiellement commencé à se structurer en mars 2021 avec l'affectation d'une équipe professionnelle dédiée. Le programme national de lutte contre le cancer a pour mission principale de réduire la morbidité et la mortalité liées au cancer. Pour remplir cette mission, le PNLC a validé en mars 2022, son Plan stratégique national de lutte contre le cancer (PSNLC) 2022-2026. Les opérations de collectes de données réalisés jusqu'à présent se limite au CHU de Brazzaville rendant la généralisation des indicateurs impossible. Pour mieux se renseigner sur les cancers au Congo, les données de Globocan qui sont actualisés pour chaque pays sont les plus fiables en raison de la qualité de la méthodologie utilisée. Les données de 2023, indiquent 2357 nouveaux cas des cancers en République du Congo avec un risque cumulé de 9,7% de développer un cancer avant l'âge de 75 ans. Les cancers les plus fréquents chez l'homme sont : le cancer de la prostate, du foie, du sang, de la peau, des poumons et celui du colon. Chez la femme, les cancers les plus retrouvés sont : le cancer du sein, du col utérin, du sang et des ovaires. Le cancer de la rétine, du rein, du sang, des os et des ganglions sont les plus fréquents chez les enfants. Au-delà de la mise sur pied d'un programme, le service de cancer du CHU-B souffre de plusieurs maux : le manque des équipements et des intrants de prise en charge. A cela s'ajoute, les faiblesses de la qualité et l'insuffisance du personnel. De nos descentes, 95% des patients admis dans ce service ne poursuivent plus après un mois, soit, ils abandonnent, soit, ils sont évacués, ce qui est d'ailleurs de plus en plus conseillé dans le service. Tenant compte de la cherté du traitement du cancer et de la rupture récurrente des intrants, il apparait urgence que ce service soit doté d'un équipement de pointe pour la réalisation des séances de chimiothérapies moins chères et accessibles géographiquement et financièrement. Le cas du Burkina-Faso et du Benin est un exemple à suivre par le Congo dans le cadre de la réduction de la mortalité générale et l'augmentation de l'espérance de vie de la population (tableau 4).

Tableau 0.4:Statistiques des cancers en 2024

Variables	Hommes	Femmes	Total
Nombre de nouveaux cas de cancer	823	1 534	2 357
Taux d'incidence normalisé selon l'âge	90.2	76.3	81.2
Risque de développer un cancer avant l'âge de 75 ans (%)	11.0	8.9	9.7
Prévision des cas des cancers sur 5 ans	1 241	4 245	5 486
Top 5 des cancers les plus fréquents, à l'exclusion du cancer de la peau autre que le mélanome (classés par cas)	▪ Prostate ▪ Foie ▪ Colorectum ▪ Estomac ▪ Leucémie	• Sein • Col de l'utérus • Colorectum • Foie • Estomac	• Sein • Prostate • Col de l'utérus • Foie • Colorectum

Source : Globocan, 2024

3.15 .ANALYSE DES MALADIES EVITABLES PAR LA VACCINATION

La vaccination joue un rôle important dans la réalisation de 14 des 17 objectifs de développement durable. De 2017 à 2022, deux (2) nouveaux vaccins ont été introduits dans le calendrier national de routine : le vaccin anti poliomyélite injectable (VPI) et le vaccin combiné contre la rougeole et la rubéole (RR). Le vaccin antitétanique (VAT) a été remplacé par le vaccin combiné contre la diphtérie et le tétanos (Td) et le vaccin anti rotavirus (Rotarix) a été remplacé en 2020 par le Rotavac qui se prend actuellement en trois (3) doses. Les maladies évitables par la vaccination sont la poliomyélite, la rougeole, la fièvre jaune et le tétanos maternel et néo natal. Dans ce domaine, l'Etat congolaise et ses partenaires fournissent énormément des efforts par l'achat des vaccins avec l'appui de GAVI. Les résultats des enquêtes nationales et les évaluations des compagnes de vaccin montrent des proportions encore élevées d'enfants non vaccinées. Si, on peut accuser les aspects culturels et des calomnies sur les vaccins par une partie de la population, on va aussi relever les insuffisances des stratégies de vaccination déployées qui coutent chères pour des maigres résultats (Figure 7). La proportion d'enfants complètement vaccinés n'est pas effective. Elle connaît une baisse passant de 52% en 2005 à 44% en 2023. On a noté plus de 7% des enfants non vaccinés. Les principales raisons de la non vaccination que nous avons identifié lors de l'étude auprès des femmes en âge de procréer sont : la mauvaise information sur les vaccins après la COVID-19 (42,5%), les agents de vaccination ne sont jamais arrivés ici (16,7%), les ruptures en stock de vaccin 11,2%.

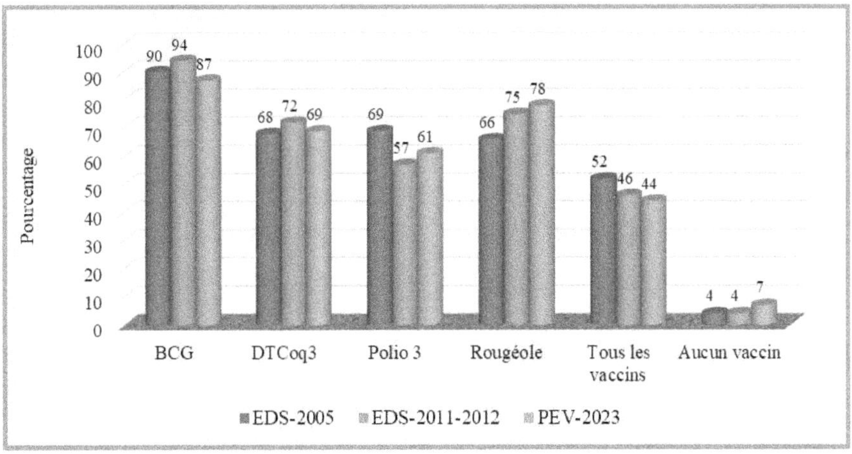

Figure 7:proportion d'enfants vaccinés par type de vaccin

Source : élaboration par l'auteur à partir des sources disponibles

On devrait mettre à la disposition des directeurs départementaux des soins et service de santé les moyens nécessaires d'organiser leur compagne sous la responsabilité de la commission départementale de santé. Cette approche rendra chaque directeur responsable du taux de couverture vaccinale de son département et assumera les conséquences. La stratégie actuelle des superviseurs qui proviennent tous de Brazzaville est très couteuse et a montré les limites. Dans un contexte où les taux de couverture vaccinale sont faibles, les hospitalisations sont aussi une occasion pour s'assurer de la vaccination des enfants.

Le niveau des indicateurs de 2023 a été obtenu avec un dénominateur estimé par le PEV. On se retrouve avec ces niveaux, si, on avait un bon dénominateur issu du RGPH, on pourrait revoir à la baisse ces niveaux atteints. La vaccination est l'un des domaines de la santé dont le gouvernement investi plus d'argent pour des mauvais résultats. Les résultats du PEV obtenu à partir du DIHS2 sont encore plus mauvais, là on peut parler de sous notification. Or, si, les compagnes de vaccination couvrent la totalité des localités du pays et une grande part des enfants concernés, le pays va non seulement réduire la mortalité infantile mais aussi augmenté l'espérance de vie à la naissance.

3.16 . L'espérance de vie à la naissance

L'espérance de vie à la naissance est l'un des indicateurs permettant de mesurer la longévité humaine pour une société donnée. Elle est le reflet du progrès ou de la dégradation dans les domaines sanitaire, socio-économique et environnemental. En 2024, un classement du Bloomberg Global Health Index qui compare la santé dans 169 pays estimait que l'Espagne 86,7 ans pour les femmes et 81,2 ans pour les hommes était le 1er pays à avoir la meilleure santé au monde, suivi de l'Italie, de l'Islande, du Japon et enfin de la Suisse. Le classement prend en compte l'espérance de vie, la mortalité mais aussi des facteurs de risque liés au comportement individuel (hypertension, diabète, cholestérol, surpoids, tabagisme, consommation d'alcool, sédentarité, malnutrition, etc.) et à l'environnement (eau potable, qualité de l'air et accès aux soins). La durée de vie moyenne, pour hommes et femmes, est en effet intimement liée à nos habitudes et à notre situation socio-économique. Pratiquer régulièrement une activité physique, avoir accès aux progrès de la médecine par exemple donnent aux personnes concernées plus de chances d'avoir une espérance de vie plus longue. Ces pays sont les mêmes depuis 2018. Point commun de la plupart de ces pays : ce sont des pays développés, ils affichent tous un très bon niveau socio-économique et l'accès aux soins de base est garanti pour tous. Cet indicateur se calcule par sexe et par milieu de résidence.

A la lumière de la figure 8 ci-dessous, l'espérance de vie à la naissance en République du Congo est en constante augmentation depuis 1974, en passant de 46,7 ans en 1974 à 50,9 ans en 1984 puis 51,6 ans en 2007 à 63 ans en 2023. Selon le sexe, cette augmentation de l'espérance de vie est beaucoup plus prononcée chez les femmes que chez les hommes. Elle montre bien le schéma classique de la loi naturelle de la mortalité : les femmes vivent plus longtemps que les hommes. La surmortalité masculine constatée plus haut, se confirme ici par une faible espérance de vie pour les hommes.

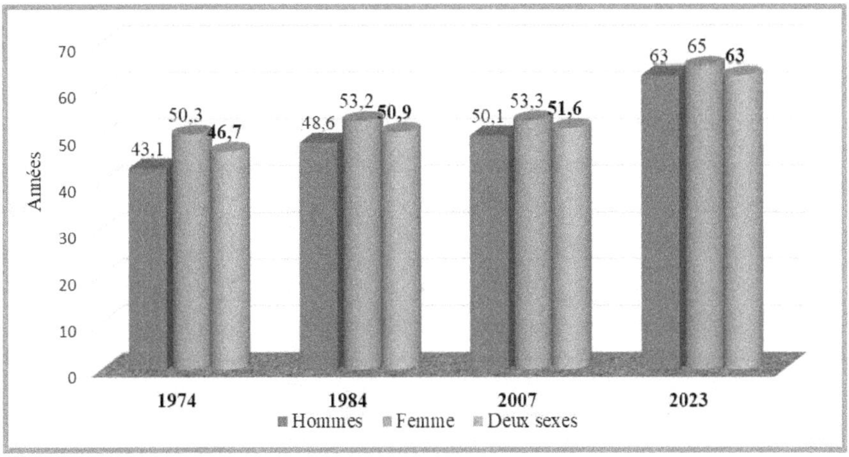

Figure 8:Espérance de vie à la naissance selon le sexe

Source : données RGPH et Etat de la population, 2023

Les indicateurs du Congo énumérés plus haut sur la mortalité générale, infantile et celle des personnes âgées liée un taux de morbidité encore élevée, que ça soit pour les maladies transmissibles ou pour les maladies non transmissibles, connaissent une nette amélioration. Le Congo bénéfice d'un gain de vie très faible. De 2007 à 2023 soit 16 ans, l'espérance de vie des congolais est passée de 51,6 à 63,0 ans soit 11,4 points, ce qui représente 0,7 point de façon annuelle. Cette faible augmentation est le reflet d'un système de santé qui ne rassure pas en termes de qualité de service entrainant ainsi des évacuations et des migrations sanitaires vers la France, le Maroc etc. Le système des évacuations sanitaires mis en place au niveau de la Direction Générale des Soins et services de santé concerne de plus en plus les hommes politiques, les hauts fonctionnaires de l'Etat déjà riche, les « privilégiés ». La masse population se contente des services de santé dépourvus des moyens pour renforcer leurs plateaux techniques. A cela s'ajoute les coûts exorbitants des médicaments, des consultations surtout chez les spécialistes et de plus en plus de la qualité du personnel dans un contexte de baisse généralisée du niveau des apprenants et de la corruption qui règne aux concours d'état dont, certains évoquent la vente des places et non le choix des meilleurs. Dans le secteur de la santé, nous l'avons dit plus haut, l'Etat fourni beaucoup d'efforts pour former et ne s'arrête pas à la simple formation, les recrutes dans la fonction publique chaque année, en améliorant les ratios population/personnel de santé. Dans les jours à venir, l'accent devrait être mis sur la formation continue afin de hausser le niveau du personnel de santé (infirmier, sages-femmes, assistants sanitaires etc.) formé dans les écoles au niveau national. Les faiblesses du niveau du personnel se récentes souvent dans le tâtonnement pour l'établissement des diagnostics. Il n'est pas rare de voir un agent prescrire une ordonnance que le malade achète pour être mis en cause par un autre qui soupçonne autres maladies et change d'ordonnance, entrainant des pertes de médicaments et appauvrissent des patients déjà pauvres. En bref, l'espérance de vie à la naissance au Congo estimé à 63 ans, accuse un retard de 21 ans par rapport à la moyenne de l'Espagne qui est de 84 ans, en grande partie à cause de taux de mortalité infantile ou maternelle élevés, des conflits armées de 1997 et 2016 et les conséquences de l'épidémie de VIH/sida.

3.17 . LES AUTRES TRANSITIONS

3.17.1 . Transition sanitaire

Pendant des millénaires, l'espérance de vie des hommes n'a sans doute jamais excédé 25 ou 30 ans. À partir du XVIIIe siècle, tout a changé sous l'effet de la transition démographique, ce processus historique qui a permis à l'humanité de passer d'un régime ancien, où une forte fécondité équilibrait les pertes dues à une forte mortalité, à un régime nouveau où la mortalité a tellement reculé qu'il suffit d'à peine plus de deux enfants par femme pour assurer le remplacement des générations. L'idée générale d'une transition sanitaire englobe aujourd'hui non seulement la donne épidémiologique mais aussi les différentes réponses de la société aux questions de santé. Deux questions essentielles se posent pour l'avenir. Peut-on encore espérer d'importants progrès de l'espérance de vie ? Et quel rapport le vieillissement démographique entretient-il avec l'état de santé des populations ? Dans un monde qui évolue, au fil du temps, il est normal de constater des modifications du profil des pathologies observées. L'évolution de la morbidité enregistrée au Congo par le système d'information sanitaire confirme la prépondérance du recours aux soins pour les maladies infectieuses (paludisme, maladies respiratoires et diarrhéiques) et révèle l'émergence des maladies chroniques. Cependant, alors que l'incidence de l'hypertension artérielle diagnostiquée et notifiée dans DIHS2 par les FOSA publiques est passée de 19 à 38 pour mille habitants de plus de 50 ans entre 2020 et 2024, le diabète n'apparaît qu'à 3,7‰. Ces données sont en contradiction avec les données issues des annuaires statistiques et les enquêtes en population générale réalisées par l'INS. Cette différence rappelle les limites de cette source de données en matière d'informations épidémiologiques, mais éclaire les défis auxquels le système de santé est confronté, tant en termes de dépistage, de prise en charge médicale, d'accès aux soins et aux traitements que de recouvrement des coûts. Pour que le Congo puisse connaître une transition sanitaire, il faut que la baisse de sa mortalité accompagne de façon constante la transition démographique. Cela se manifeste par l'amélioration de l'hygiène collective et individuel, de l'alimentation et de l'organisation des soins et services de santé et d'une transformation des causes de décès, par la disparition progressivement les maladies infectieuses au profit des maladies chroniques et dégénératives et des accidents. Le cas contraire, le pays n'a pas connu de transition sanitaire.

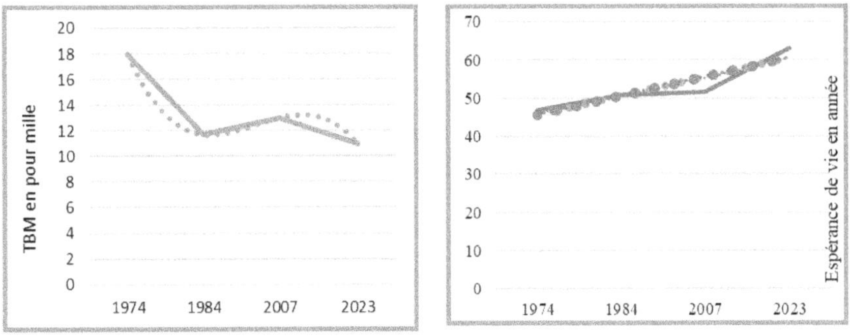

Figure 9:Évolution des taux bruts de mortalité et de l'espérance de vie en 50 ans

Source : collecte des données par l'auteur, 2024

Le niveau actuel de la mortalité générale en baisse et celle de l'espérance de vie en augmentation montre bien que le Congo a amorcé sa transition sanitaire. Mais, le rythme de transition est très faible au regard de la charge morbide des anciennes maladies qui décrivent le profil épidémiologique.

3.17.2 . Transition démographique

La transition est un modèle d'évolution, un modèle général de compréhension, elle ne s'est pas effectuée partout au même moment, ni selon le même rythme, ni pour les mêmes raisons. Le phénomène a débuté à la fin du XVIII° siècle en Europe du Nord-Ouest, s'est étalé sur deux siècles et est achevé aujourd'hui dans les pays de l'OCDE. Ceux-ci sont donc caractérisés par un accroissement naturel faible et des générations imparfaitement renouvelées ; le recours à l'immigration permet toutefois une croissance de la population, parfois vive (Australie, Israël, Canada, etc.). Dans les pays en développement par contre, la transition a démarré tardivement, dans les années 1960 (selon les continents), et se déroule à un rythme extrêmement rapide, ce qui a conduit temporairement à des croissances démographiques explosives. Celles-ci sont en ralentissement aujourd'hui, mais certaines restent fortes.

Par définition, la transition démographique est le processus historique par lequel une population passe d'un régime démographique caractérisé par un taux de mortalité et un taux de natalité élevés à un nouveau régime caractérisé par un taux de mortalité puis un taux de natalité faibles. Le schéma de la transition démographique mondial enseigné dans les écoles de Démographie et autres disciplines associés comprend quatre phases :

La pré-transition : qui, symbolise un régime démographique de type ancien ou traditionnel, se caractérise par un taux de natalité élevé et taux de mortalité aussi élevé. Certains pays africains gangrenés par des guerres civiles (Grands Lacs), des famines, des épidémies (Sida) sont revenus à ce stade « pré-transitionnel ». Il sied de noter que le pays peut demeurer un demi-siècle, voir un siècle entier dans une phase.

Phase 1: Elle est affranchie quand, le taux de natalité demeure élevé et le taux de mortalité lui observe une baisse. C'est la phase du début de la transition démographique. Ici, l'expansion démographique s'accroit considérablement au point qu'on qualifie cette phase « d'explosion démographique » qui prépare plus les populations à la « résilience démographique ». Les pays en développement dont l'accroissement démographique est positif sont dans cette phase : la Namibie, le Congo, le Cameroun, le Sénégal, le Gabon etc. Ils ont tous une caractéristique principale : l'augmentation rapide de la population.

Phase 2 : Lors de cette phase, on observe une baisse du taux de natalité et le taux de mortalité lui devient faible. C'est la phase d'amorcement de la transition démographique proprement dite. Elle est la résultante des efforts que le pays fournis dans la réduction de la mortalité et la natalité de façon constante pendant une période assez longue. A ce stade, le pays commence à tirer profit des investissements parce qu'il a su baisser le ratio de soutien économique et le taux de dépendance. C'est le stade atteint par la majorité des pays d'Asie et d'Amérique latine depuis les années 1970. La caractéristique principale de tous les pays concernés par cette phase est : la décélération progressive de la croissance démographique.

Post-transition : Ici, le taux de natalité devient très faible et le taux de mortalité aussi. C'est un régime démographique de type moderne. Désormais, c'est la natalité qui connaît certaines fluctuations avant de se stabiliser ; la mortalité est à peu près stable d'une année sur l'autre car il n'y a pratiquement plus de poussées épidémiques (quasi disparition des maladies contagieuses). La croissance de la population devient faible ou nulle (hors immigration). Certains pays comme la Russie et d'autres pays de l'ancien bloc de l'Est ont même prolongé ce schéma classique : la mortalité y est devenue supérieure à la natalité ; ce qui, joint à l'émigration des jeunes et aux problèmes occasionnés par l'alcool, entraîne parfois un recul de la population en termes absolus.

- **Les facteurs explicatifs**

L'explication de la baisse du taux de mortalité est globalement simple et universelle. Si, elle a été aussi forte dans les pays en développement, c'est en partie grâce au transfert de médicaments et de compétences médicales des pays du Nord dans les pays du Sud. On note :

- Les progrès médicaux, comme l'antisepsie, la chirurgie et les vaccins ;
- L'amélioration de l'hygiène individuelle et publique (meilleur accès à l'eau...) ;
- Les progrès alimentaires, qualitatifs et quantitatifs (diversification...) ;

L'explication de la baisse du taux de natalité est très complexe.

- La baisse de la mortalité, notamment infantile ;
- Les enfants qui meurent à la naissance ou peu après sont souvent remplacés pour vite oublier celui qui est partie. Avec la baisse du taux de mortalité périnatale, le taux de fécondité baisse quasi naturellement. Il faut donc moins de grossesses pour un nombre d'enfants vivant équivalent ;
- Le recul de l'agriculture familiale implique des besoins inférieurs en main d'œuvre ;
- A la campagne, l'enfant est une main d'œuvre, mais aussi rapidement, un facteur de production. A la ville, il est d'abord une charge, une bouche à nourrir. On constate donc que l'urbanisation s'accompagne souvent d'une réduction rapide de la fécondité, accentuée par la promiscuité et des conditions de vie urbaines souvent très précaire ;
- Les méthodes contraceptives, l'éducation et le travail des femmes se développent ;
- Des politiques de limitation des naissances ont été mises en place, soit incitatives, soit coercitives, dans de nombreux pays en développement (campagnes de stérilisation en Inde, politique de l'enfant unique en Chine...).

La transition démographique et la sortie de la trappe malthusienne s'expliquent principalement par l'accélération du progrès technique et des gains de productivité. Par exemple, certains modèles de croissance endogène montrent un processus en boucle tel que :

- Le progrès technique augmente la rentabilité de l'investissement en capital humain (moins d'enfants mais mieux élevés), d'où la demande de scolarisation croissante à partir de la seconde moitié du XIXème ;
- L'amélioration de la formation du capital humain a un effet d'entraînement sur la productivité et le progrès technique ;
- L'accélération du progrès technique entraîne l'allégement de la contrainte budgétaire sur les ménages qui peuvent consacrer plus de moyens au profit des enfants.

3.17.3 . Transition démographique au Congo

La République du Congo connaît une baisse de la mortalité générale. Le pays impulse une diminution des famines, épidémies, crée des conditions de paix durable en encourageant une amélioration de l'alimentation, de l'hygiène, de la santé et des transports. Cependant, le taux de natalité qui reste fort, est en situation de fluctuation et une baisse en dent de scie. Le taux d'accroissement naturel de la population, différence entre le taux de natalité et le taux de mortalité demeure encore élevée entrainant une croissance démographique rapide (Figure 27). On observe que, le pays a certes déjà amorcé sa transition mais, il n'a pas encore atteint le niveau requis pour un déclic de la baisse durable de la croissance, du fait d'une part, de la stabilisation de la fécondité à un niveau encore élevé ainsi que de la stagnation de la mortalité au cours de ces dernières. Une telle situation contribue à alourdir les charges sociales de la Nation, découlant de l'accroissement excessif et rapide de la masse des jeunes à charge. Au regard des analyses des quatre phases de la transition démographique énoncées très haut, il apparait très clair que le Congo se retrouve dans la première phase de la transition après 65 ans d'indépendance. Pour les 65 années avenirs c'est-à-dire en 2089, le pays devrait accélérer le processus de baisse de la mortalité et de la natalité déjà enclenchée pour espérer passer à la deuxième phase de la transition démographique.

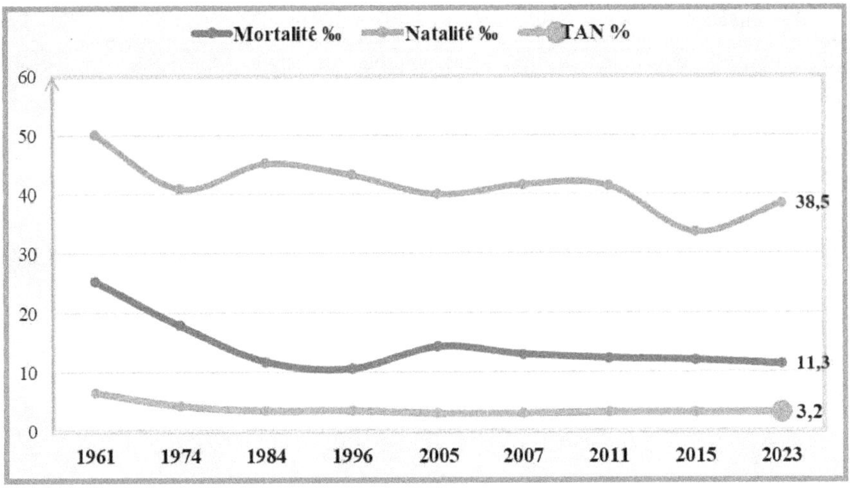

Figure 10:schéma de la transition démographique au Congo

Source : collecte des données par l'auteur, 2024

La question de la transition démographique au Congo a été aussi traité par Etienne PAKA dans son article sur le Profil de la transition démographique du Congo, l'auteur a abouti à la conclusion selon laquelle, le Congo a déjà entamé sa transition démographique. Cette conclusion collabore bien avec les résultats que nous avons obtenus renseignés dans la figure 10 ci-dessus.

Au Congo, la reconnaissance de la phase de la transition épidémiologique est très complexe au regard des indicateurs actuels. La mortalité avec une tendance baissière demeure encore élevée. L'espérance de vie à la naissance s'est accrue de 23 ans en l'espace de 64 ans. L'indice synthétique de fécondité est passé de 7,2 en 1974 à 4,1 en 2023. Les données sur la morbidité et la mortalité au Congo n'indiquent pas des changements profonds dans la mesure où le profil n'a pratiquement pas changé. Dans la perspective de vivre une transition épidémiologique, le Congo est appelé à redoubler d'efforts dans la réduction de la mortalité générale et de la morbidité. Un accent particulier doit être mis sur les maladies évitables par la vaccination. La transition épidémiologique au Congo est très complexe même si, le rythme de transition est très faible. Le profil épidémiologique du pays n'a pas connu des modifications profondes au sein de la population. La charge globale de morbidité et de mortalité due aux maladies infectieuses n'a pas vraiment changé au profit des maladies non transmissibles. Le Congo ne suit pas une transition, mais plusieurs transitions simultanées et parfois contradictoires, rendant la planification sanitaire extrêmement complexe. En définitive, le Congo illustre avec une intensité particulière le modèle de transition retardée et polarisée d'Omran. L'effondrement des frontières entre maladies infectieuses d'hier et pathologies métaboliques de demain impose une vision holistique. Si les défis sont immenses, cette période de mutation offre aussi l'opportunité de bâtir un système de santé plus résilient, capable de protéger le capital humain congolais face aux nouveaux périls du XXIe siècle.

CONCLUSION GENERALE

La République du Congo illustre le modèle d'une transition épidémiologique inachevée et paradoxale. Bien que la mortalité générale montre une tendance à la baisse, le rythme demeure trop lent pour répondre efficacement aux nouveaux défis sanitaires du XXIe siècle. La persistance des maladies infectieuses, combinée à l'explosion des maladies de l'opulence, impose une vision holistique et une réforme structurelle du système de santé national. La réussite de cette transformation repose sur la capacité de l'État à renforcer la surveillance épidémiologique, à réduire les inégalités d'accès aux soins et à investir durablement dans la prévention. Cet ouvrage rappelle que la connaissance fine de la démographie est le fondement indispensable de toute action de développement économique et social pour protéger le capital humain congolais. Pour clore de manière stratégique et donner une portée pratique à cette analyse, les recommandations suivantes sont faites afin de transformer le constat épidémiologique en un plaidoyer pour l'action, ce qui représente la valeur ajoutée de cet ouvrage de référence :

Pour un système de santé adapté à la transition

- Face à ce paysage sanitaire mouvant, les politiques publiques au Congo doivent opérer une mutation structurelle. L'objectif est de ne plus seulement "réagir" aux crises, mais de "gérer" la santé sur le long terme.

Pour réformer les soins de santé primaires

Le système actuel, conçu pour l'urgence infectieuse, doit intégrer la chronicité.

- **L'intégration des services** : Il est impératif que lors d'une consultation pour le paludisme, un dépistage systématique de l'hypertension et du diabète soit proposé (approche "one-stop shop").
- **La formation continue** : recycler le personnel paramédical des centres de santé intégrés (CSI) pour le suivi des maladies non transmissibles (MNT). Le pays dispose d'un programme et d'un plan directeur sur les MTN, qui reste sans financement adéquat.

Promouvoir la Santé dans toutes les politiques

La santé ne doit plus être l'affaire unique du ministère de la Santé.

- **Urbanisme et aménagement :** créer des espaces de marché et des zones vertes à Brazzaville et Pointe-Noire pour lutter contre la sédentarité.
- **Régulation nutritionnelle :** mettre en place des taxes sur les boissons sucrées et les produits ultra-transformés, tout en subventionnant l'accès aux produits vivriers locaux.

Digitalisation et Surveillance Épidémiologique

Pour piloter la transition, il faut des données fiables et en temps réel.

- Le registre national : Créer un registre informatisé pour le cancer et les maladies cardiovasculaires afin de cartographier précisément les besoins par département : le DIHS2 ayant montré ses limites par les taux de couvertures faibles.
- La e-santé : utiliser la téléphonie mobile (très développée au Congo) pour le rappel des rendez-vous et le suivi de l'observance thérapeutique des patients chroniques (on peut s'inspirer des rappels vaccinaux du PEV et l'Unicef.

Financement et Couverture Santé Universelle (CSU)

La transition épidémiologique est un gouffre financier pour les ménages.

- Mécanismes de mutualisation : Accélérer la mise en œuvre du RAMU (Régime d'Assurance Maladie Universelle) pour éviter que le traitement d'une maladie chronique ne plonge les familles dans la pauvreté (depuis 2013, le Ramu souffre d'un manque de financement et risque d'être un mort-né).

BIBLIOGRAPHIE

AOUIDANE, 2020, *Transition épidémiologique : des Maladies Transmissibles prévalentes réémergentes aux Maladies Non Transmissibles émergentes,* cours destiné aux étudiants de la 1ère année de médecine, Ministère de l'enseignement supérieur et de la recherche scientifique, Alger, 7 p.

ATIPO-TSIBA, OMGBWA Eballe et al, 2017, *Aspects Épidémiologiques et Cliniques du Glaucome au CHU de Brazzaville,* Health Sci. Dis: Vol 18 (1) January–February–March 2017, Télécharger le 2/02/2016 sur https://doi.org/10.5281/hsd.v18i1.778, 9 p.

Banque Mondiale, 2022, *Revue des dépenses publiques du secteur de la santé, République du Congo,* Brazzaville, 89 p.

BEN Romdhane, 2002, *Transition épidémiologique et transition alimentaire et nutritionnelle en Tunisie*, télécharger sur : http://om.ciheam.org/article.php?IDPD F=3400042 en date du 4/02/2026, 27 p.

Direction de l'Épidémiologie et de la Lutte contre la Maladie (Congo), 2021. *Rapports annuels des activités sanitaires.* Ministère de la Santé et de la Population, Brazzaville, 61 p.

Direction de l'Épidémiologie et de la Lutte contre la Maladie, 2023, SITREP N° 05 DU 22 au 23 JUILLET 2023 Épidémies de Choléra, Shigellose et Salmonellose au Congo, 4 p.

KOUA-OBA Jovial ,2023, *Ethique professionnelle et crises des valeurs en milieu hospitalier Congolais : cas du CHU-de Brazzaville, les actes du colloque,* Korhogo les 8,9 et 10 mars 2023, République de Côte-d'Ivoire (Université Paleforo GON COULIBALY), 12 p.

KOUA-OBA Jovial, 2025, *La démographie Congolaise, les défis actuels et futurs, Edition Harmattan, Paris, 411 p.*

KIMBALLY Kaky, 2011, *Hypertension artérielle des sujets noirs africains à Brazzaville : prévalence et facteurs de risque.* Médecine et Maladies Infectieuses / Annales de Cardiologie, Brazzaville, 19 p.

MANNE Goehler, et al, 2019, *Performance du système de santé pour l'hypertension en Afrique : une analyse groupée de 1,2 million d'adultes dans 28 pays.* The Lancet Santé, 11 p.

Ministère de la Sante et de la Population, 2018, *Rapport de la revue du secteur de la sante,* DEP, Brazzaville, 70 p.

Ministère de la Sante et de la Population, 2018, *Plan Directeur de lutte contre les MTN,2023-2027,* Brazzaville, 179 p.

Ministère de la Sante et de la Population, 2018, *Politique Nationale de la Santé,2018-2030,* Brazzaville, 87 p.

OMRAN Abdel, 1971, *La transition épidémiologique : une théorie de l'épidémiologie du changement de population.* Milbank Memorial Fund Quarterly, 18 p.

OMRAN Abdel, 1983, *La théorie de la transition épidémiologique. Une mise à jour préliminaire.* Journal de pédiatrie tropicale, paris, 42 p.

OMS Afrique (AFRO), 2024, *Rapport sur la santé en Afrique : Faire face au fardeau des maladies non transmissible*, Brazzaville, 65 p.

POPKIN Barry, 2015, *Transition nutritionnelle et épidémie mondiale de diabète.* Rapports actuels sur le diabète, journal de santé, Caroline du nord, 42 p.

SODJINOU Roger, 2008, *Transition nutritionnelle en Afrique : le rôle de l'urbanisation rapide et des changements de mode de vie.* Actes de la Société de nutrition, Cotonou, 32 p.

Gérard Salem et Thierry Lang, 1993, *Transition épidémiologique et changement social dans les villes africaines :* approche anthropologique de l'hypertension artérielle à Pikine (Sénégal), Sciences Sociales et Santé, Vol. XI, n° 2, 15 p.

Voumbo Matoumona Mavoungou Yolande et al,2022, *Acceptabilité du test de dépistage de la COVID-19 dans la population de Brazzaville*, PubMed, Télécharger le 2/02/2016 sur *https://pubmed.ncbi.nlm.nih.gov/35846868/, p.8*

Table des matières

Liste des tableaux

Liste des figures

La transition épidémiologique au Congo : tendances et perspectives

La République du Congo traverse aujourd'hui une période charnière de son histoire sanitaire. Cet ouvrage pionnier, propose une analyse approfondie et documentée du passage d'un profil de mortalité dominé par les maladies infectieuses vers une prédominance croissante des maladies chroniques et dégénératives (cancers, diabète, maladies cardiovasculaires).

S'appuyant sur des données issues des recensements nationaux et des enquêtes de terrain, il démontre que le pays fait face à une « transition retardée et polarisée ». Ce paradoxe sanitaire voit coexister d'anciens défis, tels que le paludisme, le VIH et une mortalité maternelle encore élevée, avec l'émergence rapide de pathologies liées à l'urbanisation et aux changements de modes de vie. A travers l'examen des tendances de la morbidité et des limites du système de santé actuel, ce livre identifie des disparités majeures entre zones urbaines et rurales et souligne une faible augmentation de l'espérance de vie, estimée à 63 ans en 2023.

Véritable outil d'aide à la décision, cet ouvrage plaide pour une intégration urgente des variables démographiques dans les politiques de santé publique. Il constitue une référence indispensable pour les décideurs, les chercheurs et les professionnels de santé désireux de construire un système de santé congolais plus résilient et inclusif. Cet ouvrage plaide aussi pour l'amélioration de la qualité des données des maladies sous surveillance épidémiologique au Congo et la promotion de l'approche « one-stop shop » par une intégration des services : par exemple, lors d'une consultation pour le paludisme, un dépistage systématique de l'hypertension et du diabète soit proposé. Une autre solution est la mise en œuvre effective du plan directeur contre les MTN 2023-2027, qui est sans financement adéquat.

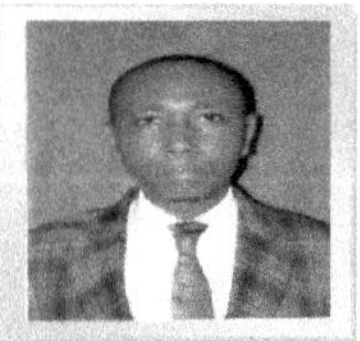

Jovial KOUA-OBA est titulaire d'un master Professionnel en Démographie obtenu à l'IFORD de Yaoundé et d'une thèse de doctorat en Géographie de la Population à l'Université Marien NGOUABI. Il est enseignant-chercheur à l'UMNG et au Centre National de la Statistique, Démographie et Planification. Il est le Directeur du Centre de Recherche, des Etudes Socio-Démographiques et de Santé Publique (CRESD-SP) et Membre du Laboratoire des Sciences géographiques, environnement et aménagement (LAGEA) de l'Université Marien NGOUABI. Auteur de l'ouvrage sur la Démographie congolaise : les défis actuels et futurs, publié en juillet 2025 aux éditions L'Harmattan France.

Publisher: Eliva Press Global Ltd

Email: info@elivapress.com

Eliva Press is an independent international publishing house established for the publication and dissemination of academic works all over the world. Company provides high quality and professional service for all of our authors.

Our Services:

Free of charge, open-minded, eco-friendly, innovational.

-Free standard publishing services (manuscript review, step-by-step book preparation, publication, distribution, and marketing).

-No financial risk. The author is not obliged to pay any hidden fees for publication.

-Editors. Dedicated editors will assist step by step through the projects.

-Money paid to the author for every book sold. Up to 50% royalties guaranteed.

-ISBN (International Standard Book Number). We assign a unique ISBN to every Eliva Press book.

-Digital archive storage. Books will be available online for a long time. We don't need to have a stock of our titles. No unsold copies. Eliva Press uses environment friendly print on demand technology that limits the needs of publishing business. We care about environment and share these principles with our customers.

-Cover design. Cover art is designed by a professional designer.

-Worldwide distribution. We continue expanding our distribution channels to make sure that all readers have access to our books.

-Marketing tools. We provide marketing tools such as banners, paid advertising, social media promotion and more.

www.ingramcontent.com/pod-product-compliance
Lightning Source LLC
LaVergne TN
LVHW050947051026
849532LV00005B/1743
* 9 7 8 9 9 9 9 3 3 8 0 1 1 *